# Rafforza il tuo sistema immunitario

**Cibo, microbiota, stress: cosa fare per vivere sani**

Prima edizione, aprile 2020 © **Informapress**, Pistoia

Autori Chiara Toccafondi e Massimo Serra

Grafica di copertina Emily S. Greenhouse

Quest'opera è protetta dalle leggi sul diritto d'autore

Per seguire i nostri reportage, visita:

https://www.informagiovani-italia.com

https://www.facebook.com/Informagiovani.Italia

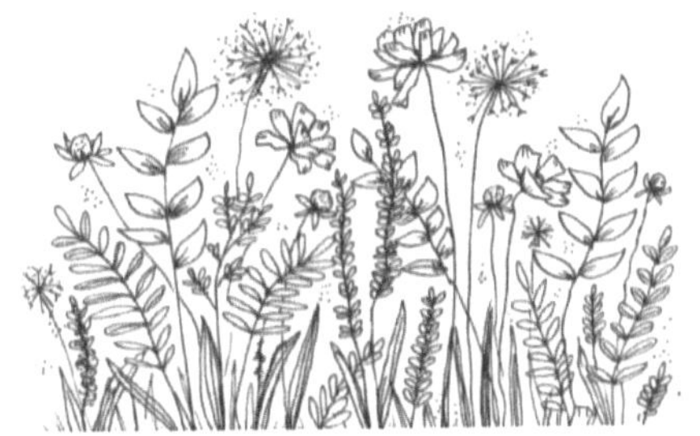

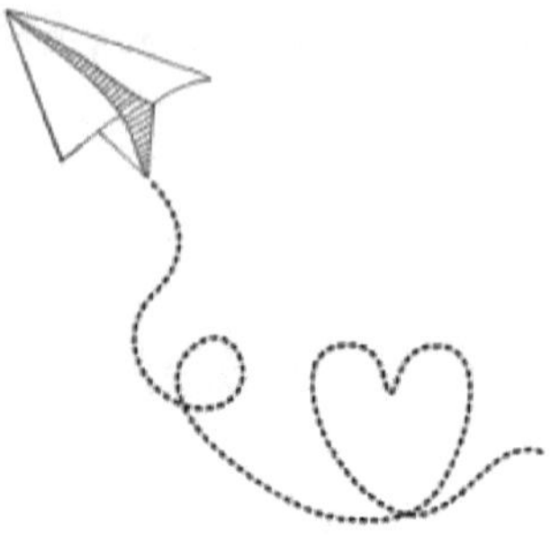

*Terminata la lettura,*
*per favore regalaci 2 minuti del tuo tempo,*
*lascia una recensione!*

# Sommario

Questo manuale è nato dalla raccolta di informazioni su testi cartacei e online ed è ricco di informazioni pratiche e utili per chi si vuole occupare in prima persona del proprio benessere.

Le informazioni sono pubblicate dopo attente verifiche delle fonti, sono state scelte con cura e, per quanto possibile, si sono preferite informazioni aggiornate ed ufficiali. Non è comunque possibile garantire l'assenza di errori e la correttezza delle informazioni.

Nessun contenuto di questo testo deve mai essere utilizzato come sostituto del consiglio diretto del vostro medico o di un altro medico qualificato. Le informazioni fornite hanno esclusivamente scopo informativo e in nessun caso possono costituire la base per la formulazione di una diagnosi o la prescrizione di un trattamento.

Si raccomanda di chiedere sempre il parere del proprio medico curante e/o di specialisti riguardo qualsiasi indicazione riportata.

**Vuoi occuparti in prima persona del tuo benessere?**

IMPARA:

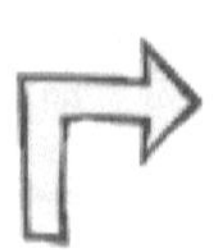

    ✓ come supportare il tuo sistema immunitario
    ✓ cosa danneggia le nostre difese immunitarie e su cosa invece le aiuta a svolgere al top la funzione protettiva della nostra salute

✓ a conoscere il microbiota, a capire la sua importanza e come mantenerlo sano

✓ a rafforzare il sistema immunitario a tavola con i "superfood", le spezie e i cibi fermentati

✓ a comprendere i danni dello zucchero e i benefici dei simbionti per l'intestino

✓ tecniche semplici per gestire lo stress, fattore fondamentale per la salute dell'intestino

✓ a migliorare il tuo sonno

✓ a capire l'importanza del raccoglimento interiore e delle pratiche di rilassamento e molto altro ancora!

Ogni singola decisione che prendiamo, ogni azione che facciamo ha un impatto sulla nostra salute. Dalla dieta, alle emozioni, ai farmaci che prendiamo, la nostra salute immunitaria è influenzata in modo positivo o negativo. Potreste pensare di non avere molto controllo sul vostro sistema immunitario, ma la verità è che ce l'avete!

# PARTE I

## RAFFORZARE LE DIFESE IMMUNITARIE, CURARE IL TERRENO

Il sistema immunitario ci protegge dalle malattie causate da batteri, virus e tossine, e aiuta a rimuovere corpi estranei e cellule maligne dal nostro corpo. **Attraverso il sistema immunitario diamo la miglior risposta possibile contro tutti quei fattori che "minacciano" la nostra salute.**

Per far questo al meglio dobbiamo prenderci cura di noi stessi, informandoci su cosa danneggia le difese immunitarie, e soprattutto, su cosa possiamo fare per aiutare tali difese a svolgere al meglio la funzione protettiva del nostro benessere. Ogni decisione che prendiamo, ogni azione che facciamo ha un impatto sulla nostra salute.

Sappiamo che le malattie dipendono dal contatto con il microbo o il virus, ma anche dal terreno, **il nostro terreno immunitario**, quello che come un bravo contadino, coltiviamo dentro di noi. Sono molte le vie attraverso le quali possiamo tenere il terreno in buona salute e fertile: **il cibo, il movimento e la meditazione sono le principali vie.**

**L'immunità inizia nell'intestino**

Il 70-80% delle nostre cellule immunitarie vive nel tratto gastrointestinale insieme ai 100 trilioni di batteri intestinali che compongono il **microbiota intestinale**.

MICROBIOTA

Ricordatevi questa parola
perché è un nostro grande alleato
nel perseguire la salute e il benessere

**Ma cosa è il microbiota?** Avrete certo sentito parlare di **flora intestinale**, ecco quella è il microbiota! Fino a non molto tempo fa infatti si parlava di flora intestinale, ed effettivamente il microbiota è come una foresta, un **ecosistema** dove vivono tantissimi microrganismi. Si parla di trilioni di microrganismi, diversi tra loro. Se tutto va bene la persona si trova in stato di EUBIOSI, ma se la situazione di questo ecosistema si squilibra in modo significativo, allora si parla di stato di DISBIOSI INTESTINALE.

## Ad ognuno il suo microbiota

La composizione del microbiota è peculiare e unica in ciascun individuo e dipende principalmente da fattori genetici e ambientali. In pratica nasciamo con una dotazione di microbiota "ereditata" e cresciamo "coltivandolo" con i nostri comportamenti. Tra i fattori ambientali che primeggiano nell'influenzare il microbiota ci sono ad esempio l'alimentazione, lo stress, l'assunzione di antibiotici.

Un ecosistema sano fa sì che gli agenti patogeni trovino più difficile "installarsi" nel nostro intestino. Un microbiota sano stimola la produzione di anticorpi, in particolare di immunoglobuline A (IgA) e sfavorisce l'innescarsi di processi infiammatori.

## Un microbiota in forma

In primo luogo per avere un microbiota intestinale sano è importante adottare **una dieta sana e variegata**, che dovrebbe basarsi principalmente su alimenti come verdura, frutta, cereali integrali e legumi contenenti infatti le fibre, importanti per il benessere intestinale.

Parleremo meglio in seguito degli alimenti, cercando di evidenziare le scelte che si possono fare per avere un intestino sano, a prescindere dal regime alimentare che si è scelto (onnivoro, vegetariano, vegano).

Per adesso limitiamoci a dire che:

1. le verdure devono abbondare ed essere varie;

2. sì alla frutta, possibilmente lontana dai pasti;

3. certi cibi è meglio assumerli in quantità limitate (carboidrati raffinati, alcolici, grassi animali ad esempio);

5. no ai cibi processati, ricchi di grassi, sale, zucchero, coloranti e conservanti;

6. probiotici e prebiotici fanno bene (soprattutto se assunti con il cibo);

7. l'ideale sarebbe scegliere alimenti biologici, di stagione e di provenienza locale;

8. meglio scegliere cotture che preservano i nutrienti (forno o vapore);

9. lavarsi bene le mani prima di cucinare e prima di mangiare;

10. è necessario masticare il cibo bene;

11. meglio evitare di mangiare in piedi, assaggiare mentre

si cucina e mangiare servendo gli altri a tavola, insomma rendiamo la tavola un momento piacevole per tutti.

Cerchiamo di fare una colazione ricca, cambiando spesso quello che mangiamo, un buon pranzo e una cena leggera prima del riposo notturno. In caso di problemi digestivi/intestinali, meglio mangiare meno ma più spesso. Evitiamo di svegliarci tardi e andare a letto ancora più tardi, seguire il ritmo naturale aiuta il nostro benessere.

In un mondo ideale, con giornate ideali si potrebbe fare di meglio, ma già seguire questi punti fa un gran bene!

*Personalmente immagino il microbiota come un amico e quando faccio/mangio qualcosa che so danneggiarlo, cerco subito di "compensare" facendo qualcosa per aiutarlo... tipo bere acqua, fare una passeggiata, 10 minuti di rilassamento*

**Il cervello, se sta bene il microbiota, sta bene anche lui... e viceversa!**

Negli ultimi anni sono emerse evidenze sul fatto che il microbiota sia in rapporto di **"dialogo"** con il nostro cervello e viceversa. Il dialogo intestino-cervello è quindi a due vie: non è solo il cervello ad avere un effetto sulle funzioni del nostro intestino, come noto da tempo (stress ed emozioni che influenzano la salute della pancia), ma viceversa lo stato del nostro ambiente intestinale può influire su alcune funzioni cerebrali.

**Sistema immunitario e psiche, come funziona chimicamente "la strana coppia"**

Tra sistema immunitario e psiche esiste una fitta rete di comunicazione da cui dipende la nostra **salute psico-fisica**. Quando siamo cronicamente sotto stress l'aumento della produzione di ormoni come il cortisolo, da parte del sistema nervoso centrale, rende più vulnerabile il sistema immunitario. La produzione di linfociti T e anticorpi si riduce, rendendoci più esposti alle infezioni.

Oggi sappiamo che quando una persona è afflitta da preoccupazioni o comunque è sotto pressione, si verifica un aumento degli ormoni dello stress, che causa a sua volta l'aumento della pressione arteriosa, del colesterolo, dei trigliceridi e della glicemia.

Dovete sapere che oltre il 90% della **serotonina**, neurotrasmettitore associato al buonumore, è prodotta nell'intestino. La serotonina infatti regola anche la peristalsi (e dunque l'attività digestiva e la motilità intestinale) e invia segnali al cervello come la sazietà o la nausea.

Coltivare sentimenti negativi ha un doppio effetto: aumenta il contenuto di serotonina nel sangue e lo diminuisce nel cervello. La serotonina in eccesso liberata dalle piastrine produce ipertensione e vasocostrizione, mentre la sua mancanza nel cervello è causa di depressione…

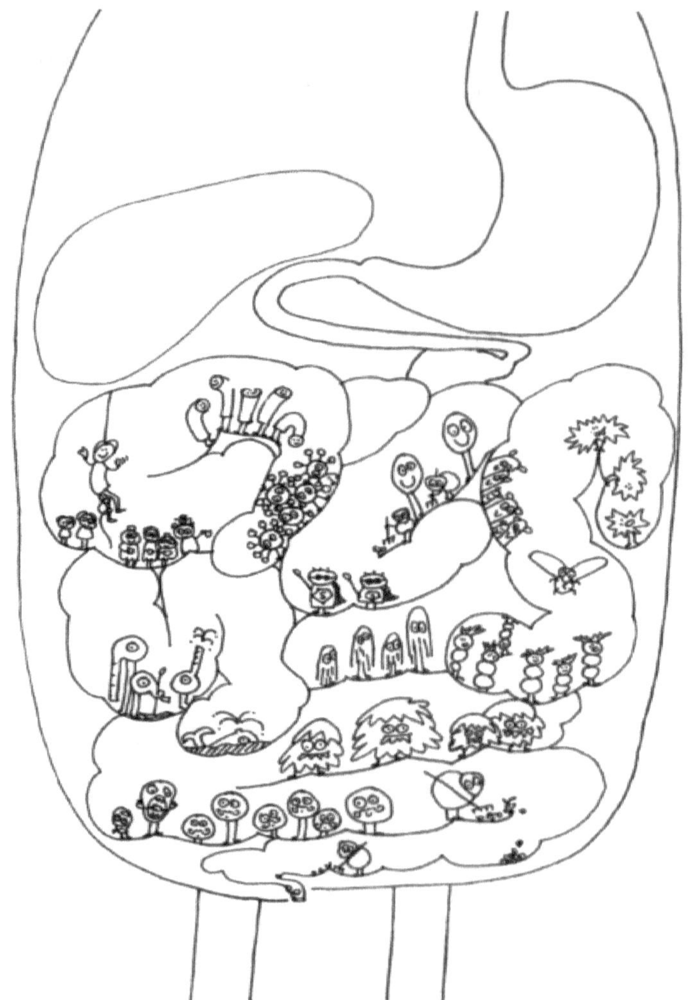

F

*Figura 1 - Disegno di Jill Enders*

# PARTE II

## COSA INDEBOLISCE LE DIFESE IMMUNITARIE?

**Le cause principali dell'indebolimento delle difese immunitarie**

Oggi, indebolisce il tuo apparato immunitario questo:

1. Alimentazione scorretta

2. Stress

3. Patologie

4. Inadeguato riposo notturno

5. Sedentarietà

6. Uso smodato di antibiotici

7. Fattori ambientali, quali: freddo, umidità, inquinamento, cambio di stagione, eccessiva esposizione solare ecc.

8. Fattori umani (cattivo rapporto con sé stessi e/o con gli altri)

9. Affaticamento fisico eccessivo

## Alimentazione scorretta

Senza addentrarci nei gusti e nelle scelte personali, si può comunque dire che non è corretto mangiare la verdura solo come piccolo contorno delle portate principali, non è corretto abbondare con carne rossa, formaggi, salumi, fritti, intingoli, cibi raffinati o molto processati dall'industria alimentare, non è corretto consumare molto sale, zucchero, alcol... beh diciamo che su cosa limitare/evitare siamo tutti d'accordo... andiamo nello specifico...

## Stress

Lo stress è la prima causa del calo delle difese immunitarie, in quanto indebolisce i globuli bianchi che reagiscono meno agli stimoli esterni, lasciando il nostro organismo maggiormente esposto alle malattie.

## Inadeguato riposo notturno

È importante dormire a sufficienza. Durante il sonno

notturno, il corpo umano rielabora quanto introdotto con la dieta e se ne serve per combattere i potenziali patogeni. Chi non dorme abbastanza, nel corso della notte, non riesce a utilizzare le proteine per il suddetto scopo, quindi è più vulnerabile alle infezioni.

La maggior parte degli adulti dovrebbe dormire almeno 7 ore a notte ma in realtà valutare esattamente quanto sonno è necessario per far funzionare al meglio il sistema immunitario è difficile. C'è molta variabilità individuale, ma in linea di massima 7/8 ore sono la "dose di sonno" consigliata. Ovviamente non vale stare nel letto, si parla proprio di dormire!

## Sedentarietà

L'esercizio fisico regolare è uno dei pilastri di una vita sana. La sedentarietà peggiora la salute cardiovascolare, lascia salire la pressione sanguigna, fa aumentare il peso corporeo. Studi scientifici hanno evidenziato che le persone sedentarie si ammalano di più delle persone attive.

L'esercizio fisico contribuisce alla buona circolazione, che permette alle cellule e alle sostanze del sistema immunitario di muoversi liberamente attraverso il corpo e di fare il loro lavoro in modo efficiente.

## Uso smodato degli antibiotici

La flora intestinale (ovvero il microbiota) modula il

sistema immunitario intestinale e riduce la proliferazione di microrganismi potenzialmente patogeni per il nostro organismo. L'uso smodato degli antibiotici impoverisce il microbiota e diminuisce la sua efficacia protettiva.

Un esempio classico è il proliferare della Candida Albicans, normalmente presente nell'intestino, quando si termina l'assunzione dell'antibiotico. La candida diventa un problema assai noioso quando il microbiota "azzoppato dall'antibiotico stesso" non riesce a controllarla e allora prolifera e prende il sopravvento. Quando si assume l'antibiotico sempre meglio affiancarlo con probiotici e prebiotici.

## Affaticamento fisico eccessivo

Se si decide di fare attività fisica dobbiamo farlo gradualmente. Se si inizia mettendoci in testa di correre una maratona, le nostre difese immunitarie ne risentiranno perché verrà "deviata" un'enorme quantità di energia per costruire la muscolatura e la forma fisica, energia utile al sistema immunitario.

## Fumo

Le sigarette sono nocive per la salute, si sa. Il tabacco è uno dei principali responsabili dell'aumento degli stati infiammatori in generale e aumenta la formazione di muco nell'apparato respiratorio. Il sistema immunitario viene affaticato e non è più in grado di svolgere appieno il suo lavoro.

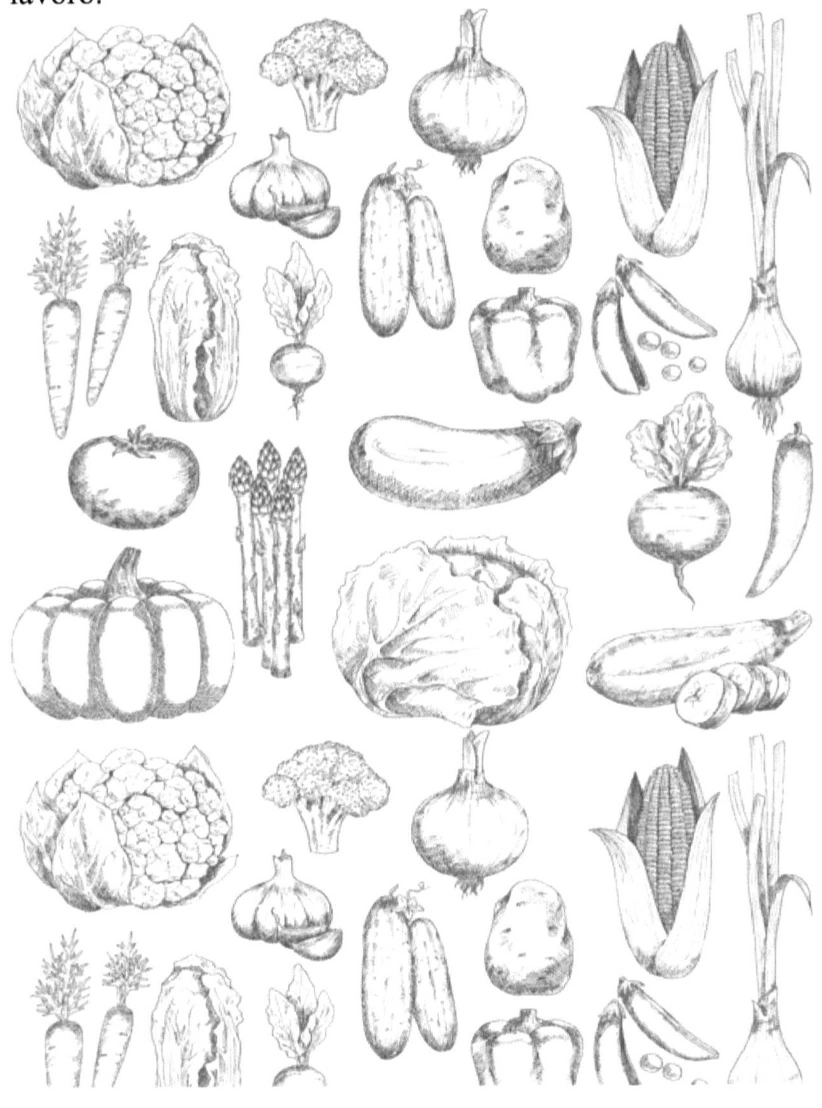

# PARTE III

## RAFFORZARE LE DIFESE IMMUNITARIE.

**Si fa presto a dire stile di vita sano...**

Secondo la scienza, il modo migliore e più efficace, per rafforzare il microbiota e le difese immunitarie è **adottare uno stile di vita sano**, ovvero (non in ordine d'importanza):

1. Adottare una dieta variegata, ricca di verdura e frutta

2. Saper ridurre e gestire lo stress (il posto n. 2 vi pare troppo?)

3. Dormire almeno 7-8 ore per notte, possibilmente ad orari costanti

4. Bere acqua

5. Stare al sole e all'aria aperta

6. Fare esercizio fisico regolare (regolare è aggettivo importante)

7. Non fumare e non eccedere nell'uso di alcolici

8. Costruire un buon rapporto con sé stessi e gli altri

9. Esercitare la meditazione e attuare pratiche di rilassamento

10. Mantenere sotto controllo il peso (senza stressarsi troppo)

11. Osservare le norme di corretta igiene personale (lavarsi le mani, tenere unghie corte, togliere le scarpe quando si entra a casa, evitare di toccarsi bocca e naso con mani sporche...)

12. Osservare norme di corretta igiene alimentare (trasporto, utilizzo e conservazione degli alimenti)

13. Impiegare in caso di bisogno integratori ed erbe per rafforzare le difese immunitarie


**A tavola**


La dieta appropriata dovrebbe prevedere come elementi base il consumo di frutta e soprattutto di verdura in quantità, oltreché cereali integrali e legumi, poco (o meglio niente) zucchero, poco sale, poco alcol e pochi grassi saturi.

Le teorie qui si sprecano… meglio dissociare proteine e carboidrati?
Meglio essere vegetariani o vegani?
Mangiare carne rossa una volta a settimana?
Meglio fare una colazione proteica?

## Il piatto ideale

Non è il caso di schierarsi da una parte o dall'altra, limitiamoci qui a dire solo una cosa, sulla quale tutti concordiamo, togliamoci dalla mente l'immagine del piatto in cui la verdura è un piccolo contorno, una misera guarnizione a primo e secondo e diamo alle verdure il ruolo che dovrebbero avere, quello di protagoniste.

Cotte e/o crude, di stagione, non conservate nel frigo per troppi giorni, sono le verdure che dovranno riempire **la metà** del nostro piatto ideale, lasciando i restanti quarti, 1 per i cereali e 1 per le proteine. Facendo questo già faremo moltissimo.

*PIATTO IDEALE*

*1/2 VERDURE*

*1/4 CEREALI*

*1/4 PROTEINE (quali scegliete voi)*

## Verdura ricca di fibra

Nello specifico quali alimenti possono aiutarci a rafforzare le difese immunitarie? Per assicurare un corretto transito intestinale dobbiamo assumere fibre e queste si trovano in quantità nella frutta e nella verdura.
A seconda della stagione la verdura e le erbe amare come cicoria, tarassaco, catalogna e carciofi sono ottime per l'intestino e per il buon funzionamento di fegato e reni.

## Betacarotene

Dobbiamo assumere anche una buona dose di betacarotene che aiuta la corretta funzione del sistema immunitario: la verdura che lo contiene è facilmente riconoscibile dal colore giallo, arancione e rosso come ad esempio: zucca, carote, peperoni, albicocche, barbabietola, cipolle rosse di Tropea, patate dolci, mango, melone.

## Frutta fresca, secca e semi

Anche per quanto riguarda la frutta privilegiamo quella carica di betacarotene come melone e albicocche, e di vitamina C come arance, mandarini, limoni, kiwi. Spesso gli stessi cibi che aiutano a rafforzare il sistema immunitario sono anche carichi di antiossidanti naturali che contrastano l'invecchiamento delle cellule, come nel caso dei frutti rossi.

Oltre alla frutta fresca non dimentichiamo la frutta secca (mandorle, noci, nocciole), ricca di rame, elemento che non è facile trovare negli alimenti.

Ne parleremo meglio in un seguito. Per il momento diciamo che frutta secca, semi oleosi (girasole, sesamo, lino, chia per dirne alcuni) e grassi buoni, come l'olio extravergine d'oliva, sono benefici. I semi di lino in particolare, contengono omega 3 utili per prevenire disordini immunitari e infiammatori.

## Spazio a legumi, funghi, semi, spezie

Alcune persone hanno difficoltà nella digestione dei legumi ma in genere una buona dose di legumi (dai ceci ai fagioli, dalle lenticchie verdi a quelle arancioni ecc.) è un'ottima fonte proteica. Meglio comprarli secchi e reidratarli, sciacquandoli più volte durante l'ammollo.

Se li compriamo già cotti, accertiamoci che le scatole in alluminio che li contengono non siano arrugginite, ammaccate o gonfie.

Spazio anche all'uso di spezie, molte delle quali sono antisettiche come la curcuma, la cannella, i chiodi di garofano, lo zenzero. Anche l'aglio, grazie al contenuto di allicina, ha proprietà antinfiammatorie.

## Cereali, pesce e carne: come consumarli?

**Cereali**. Cerchiamo di consumare cereali integrali, possibilmente biologici, scegliendo quelli in chicchi oltre alla normale pasta confezionata. È sufficiente mangiare pane integrale invece di pane bianco, riso integrale invece di riso bianco, oppure zuppe di orzo o farro decorticato, o sorgo, miglio, grano saraceno.

Le fibre fanno funzionare bene l'intestino, nutrono i microbi buoni che vivono nell'intestino e lo mantengono in buona salute, e se l'intestino è sano anche il sistema immunitario ci difenderà bene dalle infezioni. Se consumiamo prevalentemente alimenti raffinati, pasta e pane bianchi e zuccheri semplici, saremo allora facili bersagli delle infezioni.

Per il **pesce** meglio il pesce azzurro (sardine, alici, sgombri, che costano poco e non si allevano) ricco di omega 3, e quello di taglia piccola rispetto ai pesci grandi che contengono più mercurio.

Nella scelta del pesce, denotano la sua freschezza l'occhio sporgente, l'odore delicato e le branchie rosse o rosee.

La **carne** consumiamola in dosi ridotte possibilmente bio. Attenzione soprattutto al pollo durante la pubertà, che se contenente ormoni, finirebbe per alterare l'equilibrio ormonale in un periodo delicato.

## Fonti di omega 3 vegetali

- Semi di lino
- Semi di Chia
- Semi di canapa
- Verdure a foglia verde (rucola, spinaci ecc.)
- Tuberi (patate, barbabietole ecc.)
- Noci
- Zucca
- Germogli di soia
- Tofu
- Alghe

## Grassi buoni

Mangiare più grassi sani, come quelli che si trovano nell'olio d'oliva, nell'avocado e nel salmone, può aumentare la risposta immunitaria del vostro corpo agli agenti patogeni, diminuendo l'infiammazione.

L'olio d'oliva, è antinfiammatorio, meglio extravergine, spremuto a freddo, da olive locali o almeno italiane. Conserviamo l'olio all'interno di bottiglie di vetro preferibilmente scure, tenendolo lontano da fonti di calore o dalla luce.

## Vitamine

Questi micronutrienti svolgono un ruolo importante nel rafforzamento del sistema immunitario, facciamo un pieno salutare di ingredienti che le contengono!

**Vitamina A**
Contenuta in pesce oleoso, tuorli d'uovo, formaggio, tofu, noci, semi, semi, cereali integrali e legumi.

**Vitamina B6 (riboflavina)**
Contenuta in cereali, legumi, verdure a foglia verde, frutta, noci, pesce, pollo e carne.

**Vitamina B9 (folato)**
Contenuta in verdure a foglia verde, legumi, noci e semi.

**Vitamina B12**
Si trova in prodotti di origine animale, tra cui uova, carne e latticini.
La vitamina B12 e il ferro sono anche essenziali per la produzione di emoglobina che trasporta l'ossigeno nel sangue.

- 100 gr d…contengono Vitamina B12 (in µg)

- Manzo, fegato, crudo 65

- Maiale, fegato, crudo 39

- Acciuga sott'olio 21

- Salmone non allevato, crudo 6,9

- Uova, sode, cotte 5,4

- Brie 2,1

- Ricotta, naturale 1

- Yogurt, naturale 0,5

- Latte vaccino 0,11

Poiché la vitamina B12 non può essere prodotta dalle piante ed è contenuta quasi esclusivamente negli alimenti di origine animale, i vegani possono soffrire di carenze a causa di un apporto troppo basso di vitamina B12. Una carenza di vitamina B12 si verifica solo quando la vitamina B12 è stata ingerita in quantità insufficiente **per diverso tempo**.

Non è disponibile per i vegani e non esiste ancora una fonte scientificamente provata di alimenti vegetali che potrebbero soddisfare il fabbisogno di vitamina B12 .

La B12 contenuta nelle alghe ad esempio ha poca **biodisponibilità** e quindi non è sufficiente. Per biodisponibilità s'intende la frazione (percentuale) di B12 che viene assorbita nell'intestino, raggiunge il flusso sanguigno, e svolge la sua attività metabolica.

Gli alimenti con vitamina B12 adatti ai vegani sono alimenti fortificati (a cui la B12 viene aggiunta artificialmente) come latte vegetale, cereali, barrette. I prodotti arricchiti di vitamina B12 contengono di solito una quantità troppo piccola per soddisfare pienamente le esigenze quotidiane. La B12 deve essere pertanto supplementata nei vegani.

## Vitamina C

Contenuta in arance, limoni, limoni, lime, bacche, kiwi, broccoli, pomodori, peperoni, fragole, pompelmo, cavoletti di Bruxelles, cavolfiore.
La vitamina C, E ed il selenio aiutano a controllare l'infiammazione attenuando l'impatto dello stress ossidativo prodotto dai radicali liberi.

## Vitamina D

Principalmente la si prende dall'esposizione alla luce del sole, ma si trova anche in alcuni alimenti come uova, pesce, sardine e salmone, tofu, formaggio, funghi.

La carenza di vitamina D associata all'inverno - a causa della mancanza di produzione di vitamina D indotta dal sole - può indebolire il sistema immunitario, aumentando il rischio di sviluppare infezioni virali. Inversamente, la ricerca suggerisce che gli integratori di vitamina D (più precisamente D3) possono aiutare a proteggerci dalle infezioni. Prima di assumerla, sempre meglio controllare con l'esame del sangue il nostro livello di vitamina D. Alcuni individui infatti hanno un **dosaggio** di vitamina D sufficiente o addirittura alto e non hanno bisogno di supplementazioni

## Vitamina E

Contenuta in noci, verdure a foglia verde e oli vegetali.

## Ferro

Carne, pollo e pesce. Le fonti vegetali includono legumi, cereali integrali.

## Zinco

Ostriche e altri frutti di mare, carne, pollo, fagioli, lenticchie, tofu, noci, germe di grano.

## Selenio

Noci, in particolare noci del Brasile e carne, cereali e funghi.

**L'assunzione di integratori di vitamine non è necessaria**

**a meno che non vi sia stata prescritta dal vostro**

**medico/dietologo.**

**Meglio sempre prendere le vitamine dalla fonte, il cibo!**

## Frutta secca ed essiccata

La prima ha alto contenuto di **grassi**, oltre il 50% (mandorle, nocciole, noci etc.), la seconda è **zuccherina** (prugne, albicocche secche, uvetta ad esempio) e lo zucchero rappresenta dal 40% al 70% del totale, a seconda del frutto.

I grassi contenuti all'interno della frutta secca sono prevalentemente **mono e polinsaturi**, sono sani e pertanto sono consigliati anche per chi soffre di colesterolo alto (consumo moderato).

La frutta secca ha un buon contenuto di fibre, che stimolano il corretto funzionamento dell'intestino; particolarmente ricche di fibra sono noci, nocciole, castagne e mandorle (frutta in guscio) ed albicocche, fichi, uvetta, prugne e mele (frutta essiccata).

La frutta secca ha il problema che "non riempie" ma ci fa fare il pieno di calorie. Si considera ragionevole una quantità giornaliera di non più di 30/35 grammi di frutta secca, considerando il fatto che una porzione simile apporta mediamente 120-200 Kcal. Per questo motivo la frutta secca fa benissimo a colazione ma è un errore consumarla a fine pasto, se non in piccolissime porzioni.

Per quanto riguarda **l'acquisto** di frutta secca, è sempre preferibile sceglierla col guscio poiché l'involucro protettivo fornito da madre natura è più efficace di qualsiasi tipo di imballaggio.

 Se la compriamo già senza guscio, osserviamo il fondo della confezione… se contiene briciole simili a segatura, significa che qualche parassita ha trovato casa! Cercate un'altra confezione…

Controllate anche la provenienza della frutta secca. Fuori dall'Unione Europea è ammesso l'uso di sostanze chimiche da noi vietate. Meglio la frutta secca di provenienza italiana o europea. Vedremo ad esempio in seguito la contaminazione dei pistacchi proveniente dall'estero.

Controllate bene **l'etichetta** della frutta secca già sgusciata, controllate che non ci siano solfiti (o anidride solforosa) e acido sorbico (antifungino). Non fanno bene a nessuno queste sostanze e, in persone sensibili, possono causare reazioni allergiche.

**Frutta secca**

Può essere acquistata con guscio (meglio), sgusciata o sotto forma di burro o crema. Il nostro consiglio è di alternare sempre tipologie diverse per avere un apporto equilibrato di omega3 e omega6.

**Mandorle**

Meglio con la loro buccia. Sono tra la frutta secca le più proteiche. Hanno un buon contenuto in fibre, calcio, magnesio, fitosteroli, vitamina E vitamina B3. Si trovano in commercio con o senza guscio, spellate o intere, sotto forma di crema.

**Nocciole**

Buon contenuto di fibre, vitamina E, fitosteroli ed acido folico. Sono frutti molto versatili, e si trovano in commercio con o senza guscio, spellate o intere, sotto forma di crema e in granella. Se ne ricava anche un olio che può essere utilizzato come condimento.

**Noci**

Forniscono un buon apporto di fosforo e potassio. Il loro contenuto in grassi mono e polinsaturi è alto e per questo 3 noci al giorno sono raccomandate per contrastare il colesterolo. Sono anche una buona fonte di fibre.

**Arachidi / noccioline**

Non troppo grasse e abbastanza proteiche. Meglio comprarle non sgusciate. Ottimo e non troppo costoso il burro di noccioline, una crema fatta solo di noccioline triturate finemente. Meglio scegliere la versione non salata.

**Pinoli**

Sono caratterizzati da un buon contenuto di proteine (32 su 100 grammi) e di vitamina A, mentre i grassi sono il 40%. Hanno il difetto di essere costosi!

**Anacardi**

Ricchi di vitamine B1 e B2 e di sali minerali, quasi il 50% di grassi.

**Pistacchi**

Hanno buone quantità di ferro e potassio, e molti fitosteroli. Contengono inoltre moltissimi antiossidanti e le vitamine A ed E. Attenzione a quelli di provenienza turca, controllate le etichette, sono risultati essere multi-residuo (più pesticidi presenti) nella versione non biologica.

**Il diavolo e l'acquasanta, ovvero lo zucchero e i simbionti**

Limitare lo zucchero

Per rafforzare le difese immunitarie è necessario ridurre drasticamente il consumo di zucchero. Lo zucchero, specialmente se raffinato, compromette l'attività del sistema immunitario. Da evitare quindi anche le bevande zuccherate, i succhi e i prodotti confezionati che ne sono ricchi. Inoltre questo alimento aumenta i rischi legati alle malattie cardiache, è nemico della pressione quanto il sale, aumenta il colesterolo, e provoca dipendenza e diabete. La riduzione degli zuccheri contribuisce a diminuire l'infiammazione e il rischio di queste condizioni.

In particolare da limitare sono gli zuccheri aggiunti e i carboidrati raffinati. Lo zucchero infatti non è solo quello che aggiungiamo a nostra scelta, ma è soprattutto quello nascosto, che si assume attraverso i cibi industriali, dove è onnipresente.

Il classico esempio sono le bevande zuccherate: in una lattina di coca cola ad esempio ci sono dai 6 ai 12 cucchiaini di zucchero, non di meno nella Fanta…

**Una scelta consapevole parte dalla lettura delle etichette, dove lo zucchero lo ritroviamo sotto varie voci: glucosio, destrosio, saccarosio, sciroppo di glucosio fruttosio … -osio… -osio… -osio… evitate -osio insomma!**

I dolcificanti a zero calorie, sono ancora più dolci dello zucchero, e non permettono di "disintossicarci" dall'assunzione eccessiva di zucchero.

**E la frutta?**

Lo zucchero è saccarosio, un carboidrato semplice, la frutta contiene naturalmente fruttosio. La grande differenza è che nella frutta non vi è solo fruttosio, ma anche vitamine e fibra, che mitigano gli effetti dello stesso e ne modulano l'assunzione.

Meglio evitare un po' tutti i cibi con indice glicemico molto alto: oltre allo zucchero, pane bianco, farine raffinate (00 e 0), dolciumi commerciali, fiocchi di mais, pop-corn e banane troppo mature.

I probiotici (microrganismi buoni) e i prebiotici (fibre solubili nutrimento dei probiotici) aiutano a migliorare la salute del microbiota, che a sua volta supporta il nostro sistema immunitario.

Le fonti di **probiotici** includono i latticini fermentati come kefir, formaggi stagionati, cibi fermentati come kimchi, crauti, miso, tempeh e pane a lievitazione naturale. Le fonti di **prebiotici** includono cereali integrali, banane, cipolle, aglio, porri, asparagi, carciofi e fagioli.

Gli integratori classici in commercio sono costituiti da probiotici o prebiotici, adesso però sono disponibili anche i cosiddetti integratori "**simbionti**", che contengono sia i probiotici che i prebiotici. Ne parleremo approfonditamente nella parte che segue.

A seconda del tipo di problematica sono consigliati alcuni tipi di integratori piuttosto che altri, quindi sempre meglio il consiglio di un esperto.

Per capire se avete bisogno di una integrazione di questo tipo controllate attraverso un semplice e poco costoso **esame delle urine** se soffrite di disbiosi intestinale o meno. Tenete presente però che l'intestino è molto "reattivo" e che alcuni squilibri possono essere temporanei. Le disbiosi più importanti sono comunque facili da individuare.

**Superfood**

Probabilmente avete sentito il termine "superfood", ma cosa sono questi super-alimenti? A cosa servono e quali sono?

I super-alimenti sono alimenti così ricchi di sostanze nutritive, vitamine, minerali e antiossidanti da essere in grado di mantenere e migliorare la salute. Sono per lo più provenienti dal mondo delle piante.

I benefici specifici dei super-alimenti sono vari e molti, aiutano a:

# 1. proteggere le cellule e gli organi dalle tossine

# 2. abbassare il colesterolo

# 3. ridurre il rischio di malattie cardiache

# 4. ridurre l'infiammazione

# 5. regolare il metabolismo

Dobbiamo combinarli e alternarli per ottenere i migliori effetti per la nostra salute. Se combinato con l'esercizio fisico regolare e una dieta equilibrata, l'aggiunta di alcuni di questi super-alimenti nella nostra giornata porterà a un maggior benessere. Includiamo alcune porzioni degli ingredienti della lista dei super-alimenti nella nostra giornata!

## Verdure a foglia verde scuro

Le verdure a foglia verde scuro sono un'eccellente fonte di nutrienti tra cui zinco, calcio, ferro, magnesio, vitamina C e fibre. Essi contengono anche alti livelli di composti anti-infiammatori conosciuti come carotenoidi. Fanno part di questa famiglia, ad esempio: cavolo verde riccio, spinaci, cavolo nero, bietole, cime di rapa.

## Cannella

La cannella ha un alto contenuto di antiossidanti ed è stata associata ad un abbassamento della glicemia e del colesterolo, e ad una diminuzione dell'infiammazione. Questa deliziosa spezia non si limita ad aggiungere sapore ai dolci, al porridge mattutino, e alle bevande di stagione ma è buonissima anche su yogurt e frullati.

## Mirtilli

Piccoli, a basso contenuto calorico e ricchissimi di sostanze nutritive, i mirtilli sono pieni di antiossidanti, vitamina C, vitamina K e manganese. Sono uno dei rari alimenti di colore blu. Usiamoli nei frullati, nei prodotti da forno o meglio da soli come spuntino sano o nel porridge la mattina insieme ad avena e cannella.

**Avocado**

L'avocado è ricco di grassi monoinsaturi sani per il cuore, vitamina C, E, B-6, niacina, riboflavina, magnesio, beta-carotene, acidi grassi omega-3 e vitamina K. Non solo, ma riesce a contenere più potassio di una banana ed è super saziante. Gli avocado sono burrosi e dal gusto di "nocciola leggera".

Ci sono tanti modi per gustare questo frutto cremoso; provate a spalmarlo sul pane tostato aggiungendo un po' di pepe e sale, provate ad aggiungerlo ad un'insalata a pezzetti, o anche solo a spolverare un po' di sale su qualche fetta e a mangiarlo aperto a metà con il cucchiaino. Mischiato a farina e cacao diventa un ingrediente incredibile anche per dolcetti e brownie salutari e gustosi.

**Broccolo**

È ricco di vitamina K per la costruzione delle ossa e vitamine A e C ricche di antiossidanti, oltre a folati, calcio e manganese.

**Salmone**

I pesci grassi come il salmone sono ricchi di acidi grassi omega-3 per la salute del cuore che possono ridurre l'infiammazione, aumentare la salute del cervello e mantenere il cuore forte.

Scegliete il salmone pescato, quando possibile perché quello allevato non cresce in condizioni particolarmente sane (tanti pesci, pochi spazi, poco ricambio di acqua e aggiunta di coloranti per assicurare il colore arancione brillante alla sua polpa.

**Sardine**

Ricche di acidi grassi omega-3, sono un'ottima fonte di calcio, ferro, magnesio, fosforo, potassio, zinco, rame e manganese, per non parlare dell'intero spettro delle vitamine del gruppo B. Pesci piccoli, non allevati ma pescati, sono consigliate al posto dei pesci grandi e con alte dosi di mercurio.

**Semi di lino**

Sono una preziosa fonte di acido alfa-linoleico, acido grasso della famiglia degli omega3, che ha importanti proprietà antinfiammatorie. Ripuliscono il colon da muco stagnante garantendo una preservazione della microflora intestinale.

**Olio extravergine di oliva, di semi di lino**

Composti prevalentemente da acidi grassi e fosfolipidi. Hanno un ruolo fondamentale nel riequilibrare la membrana delle cellule del sangue, i linfociti. L'olio di semi di lino deve essere conservato in frigo e usato crudo. È un toccasana ma il suo gusto è molto forte.

**Avena**

Cereale, ricco di fibre, aiuta a regolarizzare l'intestino, da sazietà e a regolarizza i livelli di colesterolo nel sangue. Il porridge è oramai molto famoso anche in Italia come colazione salutare e saziante. I fiocchi d'avena piccoli (o grandi ma spezzati con un frullatore) sono mischiati con una bella dose di acqua/latte vegetale e portati ad ebollizione. Una volta arrivati a bollire si spengono subito. Si addensano molto andando a formare una crema morbida. Questa crema, "arricchita" con frutta fresca, frutta secca, cioccolato o burro di arachidi o quello che volete, diventa davvero golosa!

**Patate dolci**

Le patate dolci sono conosciute e amate per il loro sapore delizioso, sono anche ricche di vitamine e minerali. In particolare sono ricchi di vitamina A, vitamina C, potassio e manganese.

Provate ad arrostirle, a metterle nelle zuppe, stufarle, usarle per i piatti con curry. Sono consigliate al posto delle patate normali perché prive di solanina e a basso indice glicemico.

## Bacche di Goji

Con un livello di antiossidanti fino a 12 volte superiore a quello dei mirtilli, non c'è da stupirsi che questi frutti di bosco siano in cima alle classifiche come uno dei super-alimenti più nutrienti. Le bacche di goji sono state un punto fermo della Medicina Tradizionale Cinese e sono ricche di sostanze nutritive. Provate ad aggiungerle a un'insalata di carote o mangiatele come snack.

## Tè verde

Il tè verde è un tipo di tè fatto con le foglie della pianta del tè, che è la stessa usata per fare altri tipi di tè come il tè nero e bianco ma a differenza di altre varietà di tè, il tè verde subisce una lavorazione molto ridotta, che permette di mantenere alto il suo contenuto di antiossidanti e polifenoli.
La ricerca dimostra che il tè verde può aiutare a stimolare il metabolismo e aumenta la velocità con cui i globuli bianchi entrano in azione contro i germi. Potete anche optare per altri prodotti a base di tè verde, come il tè matcha, che fornisce un concentrato di antiossidanti. Un paio di tazze al giorno sono l'ideale.

## Banane

Le banane sono un altro super-alimento con vari usi -
potete mangiare una banana cruda a colazione, o come
spuntino, usarla nei dolci, o semplicemente cuocere del
semplice, ma delizioso pane alla banana.

Un frutto i cui minerali, sostanze nutritive, vitamine e
antiossidanti hanno un impatto positivo sui vostri processi
cognitivi. Se mangiate mature sono molto ricche di
zucchero. Alcuni le mangiano non ancora mature per
limitare l'assunzione di zuccheri.

## Curcuma

Oltre a dare un colore vivace al curry e ai piatti, la
curcumina suggeriscono gli studi, potrebbe aiutare a
combattere l'infiammazione e a stabilizzare i livelli di
zucchero nel sangue. Assicuratevi di abbinare la curcuma
con il pepe nero, che ha dimostrato di migliorare
l'assorbimento della curcumina fino al 2.000 per cento. La
curcuma è disponibile anche in forma di capsula per un
modo rapido per aumentare il consumo di curcumina.
Meglio se possibile imparare a mangiarla nel cibo.

## Zenzero

Oltre all'azione benefica sulla digestione e sulla
depurazione dell'organismo, allo zenzero sono riconosciute
proprietà curative anche per l'apparato respiratorio.

Lo zenzero infatti è largamente utilizzato per preparare
tisane per la cura e il trattamento di infiammazioni

respiratorie, mal di gola e influenza.

Lo zenzero può essere usato fresco e aggiunto a frullati, condimenti per insalate, salse e contorni. Può anche essere trovato in forme essiccate o in polvere, che funzionano particolarmente bene per fare una tazza di tè allo zenzero calmante.

## Cioccolato fondente

Oltre ad avere un sapore delizioso, il cioccolato fondente è ricco di antiossidanti e polifenoli. Assicuriamoci di scegliere un cioccolato fondente di alta qualità con un contenuto di cacao di almeno l'80%, meglio 90% e non esageriamo con le quantità. Per palati forti da provare il cacao crudo, per temerari le fave di cacao appena tostate!

## Pompelmo

Il pompelmo è un agrume ricco di importanti sostanze nutritive. Una sola porzione contiene una buona quantità di fibre e micronutrienti essenziali come la vitamina C e la vitamina A.

Aiuta a migliorare la salute del cuore e ad aumentare la funzione del fegato per promuovere una corretta disintossicazione. Può essere tagliato a spicchi per uno spuntino facile e delizioso, aggiunto ad insalate, frullati e piatti principali per aggiungere un'esplosione di sapore di agrumi ai nostri cibi preferiti.

## Limone

Bevete il succo di mezzo limone la mattina a stomaco vuoto come depurativo, alcalinizzante e energizzante. Prima di fare colazione diluitelo con un po' d'acqua tiepida. Il limone è un incredibile concentrato di proprietà benefiche per l'organismo: è ricchissimo di vitamina C, mucillagini, pectina e acido citrico.

È un eccellente antiossidante, elimina le tossine ed è perfetto per rinforzare le difese del corpo oltre ad avere efficaci proprietà toniche.

## Mandorle

Ottima fonte di vitamina B, vitamina E, calcio, magnesio e niacina, si possono mangiare le mandorle intere, come snack, ma si possono anche incorporare in vari piatti - frullati, le salse, le macedonie di frutta.

Anche sotto forma di burro di mandorle fatto in casa o comprato in vasetto. Per fare il burro o crema di mandorle in casa basta avere un frullatore molto potete.

Frullare le mandorle finissime e aggiungere un paio di cucchiai di olio di semi per rendere la crema più fluida, mettere in vasetto e conservare fuori dal frigo. Spalmare sul pane o aggiungere al porridge, allo yogurt o dove preferite.

## Avena

Ricca di minerali e vitamine, tra cui manganese, zinco e vitamina B. L'avena ha una lunga tradizione di essere utilizzata per la colazione (**porridge**) ma è possibile utilizzarla anche in biscotti, torte, risotti, muffin, barrette di granola fatte in casa.

Il porridge con l'avena è buonissimo, può essere fatto in versione dolce o salata. Sul web trovate tantissime ricette facili e golose.

## Semi di chia

Stabilizzano lo zucchero nel sangue e aumentano l'energia. Hanno un alto contenuto in fibre, contengono calcio, magnesio e potassio, manganese, un minerale importante per la salute delle ossa.

Quando li acquistate evitate i semi rossi/marroni (immaturi). Si possono mettere nelle insalate, nei biscotti, nel porridge la mattina, nelle zuppe.

## Aglio

L'aglio è uno di quegli alimenti che ha la proprietà di rafforzare le difese immunitarie, stimolando la moltiplicazione delle cellule che hanno il ruolo di combattere le infezioni. Aiuta anche ad espellere tossine dall'organismo. L'allicina presente è un ottimo antibiotico naturale, che non attacca la flora batterica ma anzi la ripristina.

## Agrumi

Preziosa fonte di vitamina C, aiutano il sistema immunitario a proteggersi dalle malattie oltre a rafforzare l'organismo. Favoriscono l'assorbimento del ferro contenuto negli alimenti vegetali. Perfetti anche per prevenire e trattare raffreddori e influenza, stomatiti, gengiviti e malattie infettive.

Il succo di limone in particolare è un antisettico, battericida, tonico del sistema nervoso. La vitamina C è presente anche nelle fragole, kiwi, patate, spinaci, broccoli e ciliegie. Sulla vitamina C abbiamo scritto un piccolo approfondimento in seguito.

In alcuni periodi dell'anno potrebbe essere utile assumere vitamina C in polvere per supportare il sistema immunitario quando è sotto stress.

Comprate la materia prima non le pasticche che hanno un bassissimo dosaggio, possibilmente la vitamina C che deriva dalla rosa canina che è più biodisponibile di quella "chimica".

## Carote

Ricche di betacarotene, aiutano ad accrescere il numero di cellule in grado di combattere le infezioni, contribuiscono a eliminare i radicali liberi, depurando l'organismo. Mangiarle anche crude e possibilmente biologiche.

## Funghi

Alcune tipologie di funghi sono considerate dei veri e propri medicinali. Ad esempio i funghi shiitake, maitake e reishi. Si trovano anche in compresse, facili da assumere, e facilitano l'attività del sistema immunitario. I betaglucani, carboidrati complessi contenuti in questi funghi, si trovano anche nell'avena.

## Spezie a tavola per rafforzare le difese

### Curcuma

La curcuma è una spezia tra le più famose per le sue proprietà benefiche antiossidanti e immunostimolanti. La curcuma quindi rafforza il sistema immunitario agendo da potente antinfiammatorio e antidolorifico.

### Peperoncino

Oltre all'azione stimolante sul metabolismo dell'intestino, il peperoncino ha proprietà benefiche e soprattutto depurative.

### Paprika

La paprika ha un alto contenuto di vitamina C. È una spezia che si ottiene dalla triturazione del peperoncino. Esiste in versione piccante o dolce.

### Ma cosa la distingue dal peperoncino tritato?

Semplicemente, il fatto che viene ottenuta triturando il frutto una volta tolti i semi e la "buccina" esterna, che sono le parti più piccanti del peperoncino. Così facendo si ottiene un prodotto molto aromatico ma senza la piccantezza originaria. Nella versione piccante, si ritrovano semi e membrana esterna in parte.

## Cannella (già nei superfood)

La cannella è famosa per le sue proprietà benefiche e per la sua importanza nell'aumentare le difese immunitarie. Spesso utilizzata nella preparazione di prodotti antinfluenzali, la cannella o il suo olio essenziale rivelano proprietà antimicrobiche e sono alleati preziosi nella lotta alle infiammazioni e ai virus.

## Chiodi di garofano

I chiodi di garofano hanno proprietà antimicrobiche, aiutano a combattere le malattie orali, rafforzano il sistema immunitario e sono antiossidanti.

## Zenzero

Oltre all'azione benefica sulla digestione e sulla depurazione dell'organismo, allo zenzero sono riconosciute proprietà curative anche per l'apparato respiratorio. Lo zenzero infatti è largamente utilizzato per preparare tisane per la cura e il trattamento di infiammazioni respiratorie, mal di gola e influenza.

## Cumino

Dalla medicina tradizionale indiana, essendo ricco di ferro

il cumino è una delle spezie invernali per eccellenza per aumentare le difese immunitarie. Il cumino ha da sempre dimostrato le sue proprietà depurative e antiossidanti sia sotto forma di semi che di preparati.

**Cardamomo**

Il cardamomo è utile al sistema immunitario, contiene vitamine A, B1, B2, B3, B6 e C, calcio, potassio, fosforo e magnesio, tutte sostanze citate spesso nelle composizioni di integratori alimentari.

**Pepe nero**

Il pepe nero è una delle spezie più comuni al mondo ma vanta innumerevoli benefici per la salute del corpo: aiuta a controllare la frequenza cardiaca e la pressione sanguigna ed ha proprietà antiossidanti. Inoltre, questa spezia riduce l'infiammazione e l'eccesso di gas.

## Cosa comprare sempre biologico e cosa si può comprare anche non bio?

Ovviamente sempre meglio mangiare biologico ma, se non è possibile, allora è bene conoscere i cibi che è consigliato comprare bio (poiché nella versione non bio sono i più soggetti a contenere residui di pesticidi e fungicidi) e quelli invece che si possono comprare anche non bio (**perché per**

**la tipologia di coltivazione, e per le minori cure di cui necessitano contro i parassiti, sono meno "inquinati",** con un quantitativo minimo di pesticidi).

Di seguito trovate due liste, una, che segue, è stilata da un'associazione ambientalista americana, l'Environmental Working Group (EWG), ed è stata stilata nel 2020, l'altra è del 2019 ed è di Legambiente.

## Lista EWG 2020 - I cibi USA più contaminati!

## Cibi più contaminati negli Stati Uniti

- Fragole
- Spinaci
- Cavolo nero
- Nettarine
- Mele
- Uva
- Pesche
- Ciliegie
- Pere
- Pomodori

- Sedano

- Patate

Nel dettaglio:

**Patate**, risultano avere più residui di antiparassitari in termini di peso rispetto a qualsiasi altra coltura.

**Mele**, il 90% delle mele provenienti da coltivazioni convenzionali presentava residui di pesticidi.

**Pere**, contenevano diversi pesticidi in concentrazioni relativamente elevate, inclusi insetticidi e fungicidi.

**Pomodori**, sono stai rilevati in media quattro pesticidi sul pomodoro coltivato convenzionalmente.

**Sedano**, oltre il 95% dei campioni di sedano coltivato convenzionalmente è risultato positivo ai pesticidi.

**Spinaci**, il 97% dei campioni di spinaci conteneva residui di pesticidi.

**Fragole**, un terzo di tutti i campioni di fragole esaminati conteneva 10 o più pesticidi.

**Pesche**, oltre il 99% delle pesche di coltivazioni

convenzionali presentava residui di pesticidi. Pesche nettarine, quasi il 94% dei campioni di pesche conteneva due o più pesticidi. Le pesche sono tra i frutti che riescono a trattenere la maggiore concentrazione di pesticidi.

**Uva**, i campioni di frutta esaminati contenevano in media cinque residui di pesticidi. Oltre il 96% delle uve di coltivazioni convenzionali è risultato positivo ai residui di antiparassitari.

**Ciliegie**, è stata confermata la presenza di una media di cinque pesticidi. Il 30% dei campioni di ciliegie conteneva iprodione, un pesticida non consentito in Europa.

## I dati italiani sui pesticidi nel piatto 2019

In Italia va decisamente meglio ma non c'è comunque da abbassare l'attenzione! Dall'analisi effettuata in Italia (fonte Legambiente) risulta che il 61% dei campioni totali sono risultati regolari e senza residuo. Irregolari l'1,3% dei campioni, il restante 34% regolare ma <u>con</u> residui (in pratica entro certi limiti la presenza di pesticidi è tollerata in quanto ritenuta non dannosa per l'organismo umano).

Per i campioni contaminati ma regolari, emerge il problema della presenza di residui diversi di sostanze chimiche (multi-residuo) in quantità ritenuta accettabile, ma che tiene conto solo della singola sostanza, e non delle interazioni che le diverse sostanze chimiche hanno tra di loro.

Il 36% della frutta, quindi circa un terzo dei campioni analizzati, è priva di residui di pesticidi, mentre oltre il 60% della frutta è regolare ma con uno o più di un residuo chimico.

Ad essere **regolari con uno o più residui** sono circa l'80% delle pere, pesche e uva da tavola, il 54% delle fragole.

Le **fragole** sono un frutto molto delicato: non hanno buccia e assorbono con maggiore rapidità i pesticidi adoperati. Un motivo in più per evitare l'acquisto delle fragole quando non sono di stagione.

Per minimizzare i rischi è opportuno consumare questo prezioso frutto ricco di proprietà benefiche per la salute nel periodo in cui è di stagione, nonché scegliere quando possibili coltivazioni biologiche possibilmente locali.

Anche le **banane**, meglio bio, per il massiccio uso dei pesticidi, che sono vaporizzati sulle piantagioni tramite aerei.

Per la **verdura** il 64% di campioni risulta regolare, irregolari risultano il 7,5% di peperoni, il 5% degli ortaggi da fusto e oltre il 2% dei legumi.

## Qualche considerazione

Le **patate** essendo un tubero, in agricoltura convenzionale ed intensiva, richiedono una maggiore lotta nei confronti di tutti quei microrganismi che potrebbero metterne a repentaglio la raccolta. Tra di essi, a spaventare maggiormente gli agricoltori, vi sono i funghi. Ecco dunque spiegato l'ampio ricorso dei coltivatori ai fungicidi. Meglio sceglierle biologiche.

**Peperoni** e **pomodori** sono tra gli ortaggi maggiormente a rischio di subire attacchi da parte di insetti e parassiti e i pesticidi impiegati nella loro coltivazione vengono facilmente assorbiti dalla loro buccia.

Per la **frutta e verdura di provenienza estera**, è la frutta la categoria in cui si osserva la percentuale più alta di residui: il 61% presenta almeno un residuo. Tra gli ortaggi, il 51% dei pomodori e il 70% dei peperoni esteri contengono almeno un residuo. Oltre alla percentuale più alta di multi-residuo, pomodori e peperoni presentano anche il maggior numero di irregolarità, rispettivamente il 7% e il 4% del totale analizzato.

Per la **frutta secca** accade lo stesso. Sebbene nocciole, mandorle, semi siano tra i cibi più salutari, le regole sulla presenza di sostanze chimiche residue non sono le stesse in tutto il mondo, quindi attenzione alla frutta secca importata dalla Turchia e dalla Cina, attenzione alle spezie che vengono da lontano, sempre meglio preferire prodotti locali.

Il consiglio per chi consuma **uova** è di sceglierle biologiche, la differenza di costo non è tanta. I pesticidi contenuti nei mangimi industriali destinati alle galline possono passare in minima parte alle uova, così come i medicinali somministrati loro all'interno degli allevamenti intensivi.

 Per essere **bio** devono avere il codice 00 dopo il prefisso IT sopra il guscio.

Consigli analoghi valgono per coloro che consumano **latte e latticini**, compresi yogurt e formaggi. Dato il trattamento riservato agli animali all'interno degli allevamenti intensivi, con somministrazione di antibiotici e medicinali e di mangimi industriali, è lecito dubitare della qualità dei prodotti caseari ottenuti dalla lavorazione di latte che potrebbe contenere tracce di pesticidi, ormoni ed altre sostanze chimiche.

Stesso discorso si può fare per la **carne**, che tutti noi ormai sappiamo provenire da animali a cui sono stati somministrati i più svariati ormoni o medicinali, anche in questo caso, meglio mangiarne di meno ma buona, scegliendo un prodotto di provenienza biologica.

Concludiamo con il **caffè**… meglio sceglierlo bio, contiene meno **acrilamide (tossica)**. Tenete conto del fatto che i chicchi di caffè utilizzati provengono probabilmente da piantagioni situate in Paesi esteri nei quali non sempre si tiene conto delle regolamentazioni relative all'impiego di, a meno che non provengano da coltivazioni che hanno aderito ai metodi dell'agricoltura biologica.

Se volete approfondire nel febbraio 2020 L'Efsa (European Food Safety Authority) ha pubblicato il suo rapporto relativo al 2018, lo trovate qui (in inglese).

Rapporto relativo al 2018 dell'Unione Europea sui pesticidi nel cibo
https://efsa.onlinelibrary.wiley.com/

## Prodotti di stagione

Compriamo prodotti di stagione, freschi e locali, farà bene a noi e all'ambiente, vediamo perché. Comprando prodotti di stagione locali:

- contribuiamo a ridurre **l'impatto ambientale** (i prodotti che non sono di stagione compiono lunghi viaggi durante i quali si consumano risorse, carburante, denaro, s'inquina, si impiegano conservanti e imballaggi ecc.);

- ci alimentiamo in modo sano e naturale perché stagionalità significa assunzione di **maggiori e migliori nutrienti e implego di minori pesticidi e conservanti**.

Le coltivazioni forzate sono povere di vitamine e antiossidanti (questi ultimi raggiungono la massima concentrazione con la maturazione) e ricche di pesticidi, indispensabili a difendere il prodotto debole (perché fuori stagione) dagli attacchi dei parassiti.

Forse non tutti sanno che quando la frutta proviene da lontano viene raccolta acerba e trattata con il gas per bloccarne la maturazione durante il lungo viaggio (avete presente quell'odore terribile di conservante quando si apre un frutto? Si proprio quello...). La maturazione ricomincia solo successivamente in apposite celle frigorifere e... addio vitamina C.

-        **variamo** la nostra dieta seguendo la natura, mangiando a seconda di ciò che offre la natura, evitando di introdurre le stesse cose durante tutto l'anno - vedi per esempio i pomodori – abituandoci a cambiare, a variare sapori e ricette;

-        **risparmiamo** soldi (comprare primizie o alimenti tardivi porta a spendere più del dovuto per avere, molto spesso, scarsa qualità).

Se potete, non fate la spesa settimanale ma comprate frutta e verdura fresche ogni 2 o 3 giorni.

**I prodotti freschi si dovrebbero consumare nel giro di 3-4 giorni altrimenti perdono molte delle loro proprietà.**

Ricordate che a tavola si mette in atto la più efficace strategia contro " gli aggressori" del nostro organismo, quali malattie, stress, obesità. Siamo noi, con il nostro stile di vita a costruire, giorno dopo giorno, una difesa contro i nemici della nostra salute, non solo fisica, ma anche mentale.

## Buone abitudini a tavola

### Mastica di più

Se desideriamo mantenere in forma il nostro sistema immunitario, quando siamo a tavol**a mastichiamo bene ogni boccone**. La masticazione prolungata stimola il microbiota gengivale (l'esercito di germi protettivi presenti nella bocca) a produrre linfociti TH 17 che funzionano come dei veri e propri guardiani, pronti a difenderci dalle sostanze che introduciamo con il cibo e che potrebbero mettere a rischio la salute.

In pratica, più si mastica, maggiore è la loro quantità. In questo modo il sistema di difesa interviene in modo preventivo, prima che gli alimenti raggiungano l'intestino.

### Le cotture sono importanti

Non solo alimenti. Per combattere virus e batteri è importante anche associare buone norme da adottare in cucina. Tra questi, ad esempio, vi è quello della cottura che deve essere al forno o al vapore.

### Le abitudini sono importanti

Non **assaggiare** durante la preparazione dei piatti e non mangiare in piedi. Meglio **apparecchiare** ogni volta la tavola e dedicare tempo alla **convivialità**. Questo aiuta (soprattutto) i ragazzi ad avere un'alimentazione varia, ricca di frutta, verdura e legumi.

# Idratazione, bere acqua: 2 litri, 3 litri, 6 bicchieri?

L'acqua tecnicamente non è "cibo", ma è più "super" di qualsiasi altro cibo. Per introdurre una giusta quantità di acqua nel vostro corpo, dovreste bere quando avete sete, ma anche bere più acqua dopo l'esercizio fisico, per compensare i liquidi persi. Acqua ovviamente naturale e a temperatura ambiente.

I benefici dell'acqua:

- Aiuta a regolare la temperatura corporea e a tollerare il calore

- Allevia l'asma e le allergie

- Aiuta a smaltire le tossine accumulate

- Aiuta a prevenire i danni ai reni

- Scioglie le vitamine e i minerali degli alimenti e aiuta il corpo ad assorbirli

- Aiuta a mantenere una struttura e funzioni cerebrali sane

- Idrata la materia grigia del nostro cervello, con un conseguente aumento della produttività

L'acqua aiuta a trasportare l'ossigeno alle cellule del corpo e serve alla rimozione delle tossine dal corpo, pensate quanto è importante bere!

Per prevenire la disidratazione, si dovrebbe bere abbastanza liquidi durante il giorno da produrre **urine giallo pallide**.

L'acqua è raccomandata perché è priva di calorie e zuccheri mentre il tè, i succhi di frutta e anche i centrifugati sono sì idratanti, ma contengono zucchero.
La quantità di liquidi include tutti i liquidi e gli alimenti ricchi di acqua, come frutta, verdura e zuppe.

 **Se ci resta difficile bere una buona abitudine è bere subito dopo aver fatto la pipì, si reintegra subito l'acqua e non ci si dimentica di bere!**

È importante notare che invecchiando si inizia a perdere la voglia di bere, poiché il corpo non segnala adeguatamente la sete. Gli adulti più anziani hanno bisogno di bere regolarmente anche se non sentono la sete.

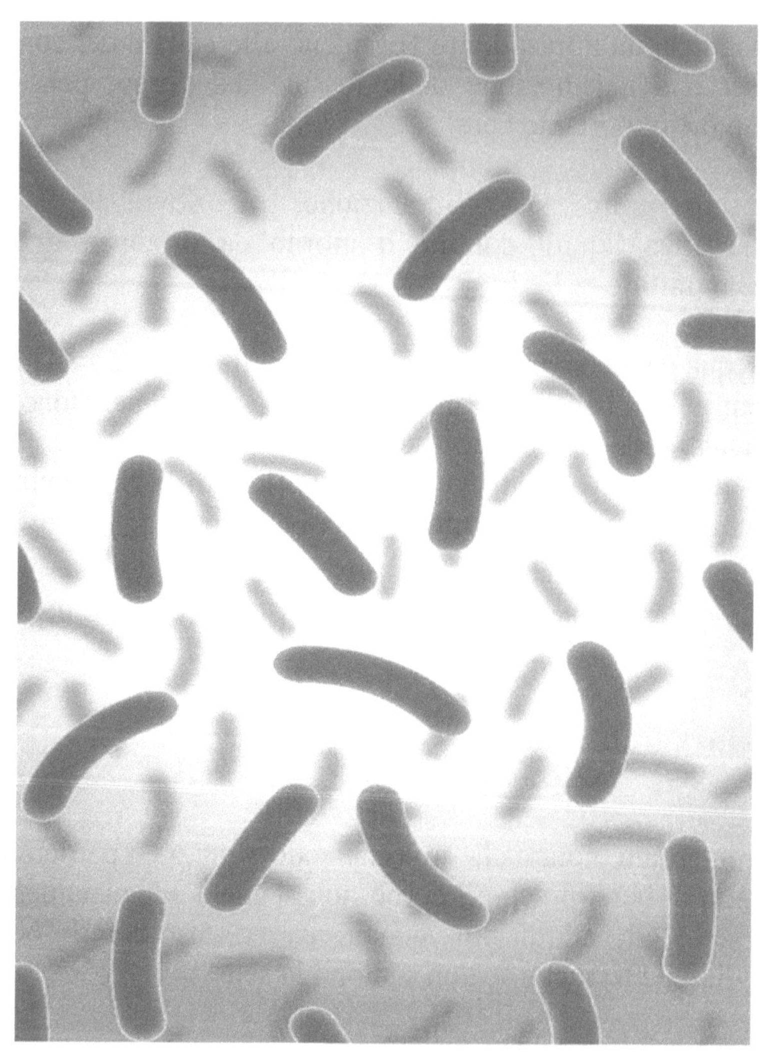

# PARTE IV

## PROBIOTICI, PREBIOTICI, SIMBIONTI, PROBIOTICI A SPORA, CIBI FERMENTATI

## Probiotici

A bbiamo già visto come il microbiota abbia un ruolo importante nella salute umana, e c'è un crescente interesse nell'utilizzo di approcci dietetici per modulare la composizione e la funzione del microbiota gastrointestinale.

Sono molti i ricercatori che stanno studiando il ruolo del microbiota nelle malattie e come intervenire a scopo preventivo o curativo. Modificando il microbiota si modificherebbe la risposta alla malattia. Le conoscenze sono però ancora limitate.

Teoricamente, arricchendo il microbiota intestinale di batteri "buoni" a scapito dei batteri "cattivi", si promuove un buono stato di salute. Tuttavia, non esiste un microbiota ideale uguale per tutti. Inoltre anche se si migliora il microbiota introducendo batteri buoni, il "trucco" non dura molto perché questa integrazione "ha una efficacia limitata nel tempo". Insomma l'integrazione aiuta ma poi è lo stile di vita nel suo complesso che permette di mantenere sano il microbiota.

Sono sempre di più i benefici attribuibili a specifici batteri "buoni" che riescono a vivere nell'intestino, migliorando notevolmente lo stato di salute e benessere dell'intero organismo.

E diminuendo in modo significativo le possibili alterazioni della flora intestinale. Si parla, di probiotici e prebiotici. I primi sono veri e propri microrganismi, i secondi invece, sono per lo più fibre alimentari solubili.

**Probiotici cosa sono**

I probiotici sono microrganismi (soprattutto batteri) viventi e attivi, contenuti in determinati alimenti (o integratori) ed in numero sufficiente per esercitare un effetto positivo sulla salute dell'organismo, rafforzando in particolare il microbiota.

**La loro assunzione è utile nell'adulto soprattutto per ristabilire l'equilibrio intestinale compromesso da diverse cause, quali ad esempio: l'assunzione di antibiotici, stress, variazioni della dieta,**

in caso di forte stanchezza, se si ha una sensazione costante di gonfiore, in presenza di irregolarità o altri problemi del tratto intestinale (stipsi, dissenteria, colite), in caso di candida o cistite e in età pediatrica per fare fronte a infezioni gastrointestinali, piuttosto frequenti nei bambini.

Meglio sempre assumere un probiotico <u>su indicazione del proprio medico</u>, conoscendo il nome completo del ceppo di appartenenza e la quantità di probiotici vivi contenuti nel prodotto.

Per essere efficaci i probiotici dovrebbero essere assunti sempre e solo a stomaco vuoto, per un tempo medio di 3-4 settimane e in un quantitativo di almeno un miliardo di batteri al giorno, ragion per cui è difficile pensare di introdurli con la sola dieta.

## Batteri vivi è diverso da batteri vitali

I probiotici non vanno confusi con i fermenti lattici o i batteri che sono contenuti nello yogurt i quali sono anch'essi vivi ma non vitali, ossia non hanno la capacità di riprodursi nell'intestino, svolgendo funzioni altrettanto importanti per l'organismo ma diverse da quelle dei probiotici.

**Probiotici dove sono?**

I probiotici in natura li troviamo in alcuni tipi di latte fermentato e, in generale, negli alimenti fermentati come il miso e taluni tipi di tè (per esempio, il tè kombucha).

In caso di integrazione, l'assunzione di integratori non deve sostituire uno stile di vita sano e una dieta equilibrata ovviamente. A nulla serve imbottirsi di probiotici se si continua a seguire una dieta squilibrata.

L'assunzione di microrganismi probiotici deve essere supportata anche dall'assunzione di prebiotici, ovvero di composti che sono indigeribili per l'uomo, ma che il microorganismo probiotico utilizza per la propria crescita. L'assunzione di prebiotici assicura che questi microrganismi rimangano vitali nell'intestino e che producano sostanze benefiche per l'uomo.

# Prebiotici

I prebiotici rappresentano il nutrimento dei batteri probiotici. Si tratta di fibre alimentari solubili non gelificanti e carboidrati non digeribili che favoriscono la proliferazione e la crescita dei probiotici nell'intestino.

I prebiotici sono più resistenti dei probiotici poiché attraversano lo stomaco restando intatti e, quindi, rimangono all'apice della loro "potenza" una volta giunti nell'intestino.

I prebiotici aiutano a normalizzare le funzioni intestinali e svolgono un'azione di sostegno importante a favore del sistema immunitario se assunti insieme ai probiotici.

## Prebiotici, dove sono?

Tra i prebiotici ritroviamo per lo più le fibre solubili, come l'inulina, i frutto-oligosaccaridi (FOS) e i galatto-oligosaccaridi (GOS). Nei cibi troviamo prebiotici in: cicoria, carciofo, cipolla, aglio e topinambur, dai quali vengono anche estratti per la preparazione di integratori alimentari ma anche banane, frutta secca, legumi, aglio, asparagi, avena, farina di frumento integrale, barbabietola e miele.

Gli integratori classici sono costituiti da probiotici o prebiotici. Ultimamente sono disponibili in commercio anche i cosiddetti integratori "**simbionti**", che contengono sia i probiotici che i prebiotici. Questa tipologia di integratore risulta <u>più efficace</u> perché insieme al microrganismo viene fornito anche il nutrimento necessario per sostenerne la crescita.

I simbionti hanno capacità di migliorare da un lato la sopravvivenza degli organismi probiotici e dall'altro di favorire la formazione di un substrato specifico alla flora batterica intestinale già residente.

Tra le potenzialità riconosciute ai simbiotici vi è il miglioramento dell'intolleranza al lattosio e l'aumento dell'assorbimento di alcuni minerali (calcio, ferro e magnesio), ma anche la capacità di svolgere un'azione normalizzante sulla funzionalità intestinale (motilità, assorbimento, secrezione), e protettiva contro infiammazioni e infezioni a carico dell'intestino, in particolare nelle forme diarroiche.

## Probiotici a spore e bacilllus

Il genere Bacillus con le sue diverse specie è uno dei principali microrganismi produttori di spore. Le spore batteriche sono naturalmente prodotte da questo microorganismo, come mezzo di sopravvivenza in condizioni estreme, e sono formate da una parte interna momentaneamente inattivata, e da un guscio di protezione, resistente agli attacchi esterni.

Per questo motivo, le spore sono in grado di resistere al pH gastrico, arrivando indenni nell'intestino, a differenza della maggior parte dei probiotici che nel percorso per arrivare in sede intestinale si deteriorano.

Ceppi specializzati di probiotici a base di spore hanno dimostrato la capacità di sopravvivere al passaggio gastrico riuscendo ad arrivare nell'intestino vivi al 100% e completamente vitali.

In particolare, il genere **Bacillus,** con le sue diverse specie è uno dei principali microrganismi produttori di spore e il suo impiego per uso umano risale agli anni '60. Citiamo un'interessante ricerca americana a scopo conoscitivo.

Qualche anno fa in America alcuni ricercatori, per 30 giorni, hanno somministrato ai soggetti destinatari di un test, un placebo o una combinazione di ceppi probiotici di spore di bacillo (Bacillus indicus HU36®, Bacillus subtilis HU58®, Bacillus coagulans SC208, Bacillus licheniformis e Bacillus Clausii SC). Coloro che hanno assunto i probiotici hanno visto una riduzione del 60% della permeabilità intestinale (misurata dalla presenza di endotossine nel sangue e di marcatori dell'infiammazione sistemica). Dopo soli 30 giorni di assunzione dell'integratore il gruppo che ha assunto probiotici a spora ha visto una riduzione del 24% dei livelli di trigliceridi e una riduzione significativa di oltre 6 diversi marcatori di infiammazione sistemica, mentre il gruppo placebo ha registrato un aumento del 36% dei livelli di endotossine.

In particolare, i ricercatori ritengono che il ceppo probiotico Bacillus indicus HU36® sia stato determinante nello studio della permeabilità intestinale perché lo stress ossidativo è uno dei principali fattori che determinano tale permeabilità.

Il Bacillus indicus HU36® è infatti l'unico ceppo probiotico che produce potenti antiossidanti nell'intestino, esattamente dove gli antiossidanti devono essere assorbiti e, dove vanno a lavorare per ridurre l'infiammazione, ridurre lo stress ossidativo, sostenere le cellule immunitarie e i batteri benefici.

Questo dimostra che questi particolari ceppi di probiotici a spore sono probabilmente la terapia più promettente per ridurre la permeabilità intestinale, poiché nessun altro probiotico o composto tradizionale ha dimostrato questo effetto[1].

---

[1] Riferimenti
"Oral Spore-Based Probiotic Supplementation Was Associated with Reduced

Anche in Italia uno studio è stato condotto sui possibili usi terapeutici delle spore di Bacillus clausii [2].

Incidence of Post-Prandial Dietary Endotoxin, Triglycerides, and Disease Risk Biomarkers" by B.K. McFarlin et al., World Journal of Gastrointestinal Pathophysiology, 2017
"AAPI'S Nutrition Guide to Optimal Health Using Principles of Functional Medicine & Nutritional Genomics Part 3" Chapter 14, Metabolic Endotoxemia by Kiran Krishnan

[2] Ghelardi E. et al., Survival and persistence of Bacillus clausii in the human gastrointestinal tract following oral administration as spore-based probiotic formulation.
Senesi S., Bacillus spores as probiotic products for human use.
Cutting S. M., Bacillus probiotics.
Vecchione A. et al., Compositional Quality and Potential Gastrointestinal Behavior of Probiotic Products Commercialized in Italy.
Lopetuso L. R. et al., Bacillus clausii and gut homeostasis: state of the art and future perspectives.

# Cibi fermentati

Gli alimenti fermentati sono ricchi di probiotici.
La fermentazione è nata come modalità di conservazione di latte, carne, frutta e verdura.

Batteri lattici o lieviti presenti nell'alimento, in certe condizioni, determinano la produzione e l'accumulo di acido lattico, acido acetico, alcol etilico. Queste nuove sostanze funzionano come conservanti naturali, inibendo la crescita dei microrganismi che causano il deterioramento del prodotto, come le muffe.

## Cosa è la fermentazione

La fermentazione è un processo naturale, che avviene in assenza di ossigeno, grazie alla presenza di batteri, lieviti e/o funghi nel prodotto di partenza. Questi microrganismi si cibano di alcune sostanze presenti nel prodotto iniziale, dando origine a un nuovo alimento con gusto e consistenza diversi da quello di base.

**Gli alimenti fermentati sono naturalmente ricchi di probiotici**.

A volte la fermentazione s'innesca a partire da microrganismi naturalmente presenti sulla superficie degli alimenti. In questo caso, per avviare il processo è sufficiente fornire loro le adatte condizioni di crescita. È ciò che accade, ad esempio, al cavolo. Se immerso in acqua e sale, per effetto dei batteri lattici si trasforma in crauti. In altri casi, per avviare la fermentazione è necessario aggiungere alla materia prima dei microrganismi di partenza. È quello che accade con lo yogurt (a cui si aggiungono il  Lactobacillus bulgaricus e lo Streptococcus thermophilus) e con il miso, che si ricava aggiungendo alla soia un fungo chiamato Aspergillus oryzae, che ne attiva la fermentazione.

A proposito di **yogurt**, siamo abituati a chiamare "yogurt" qualsiasi prodotto che sia contenuto in un vasetto e che si mangi con un cucchiaio.

 In realtà yogurt è solo il prodotto fermentato con Lactobacillus bulgaricus e Streptococcus thermophilus a cui accennavamo sopra. Tutti gli altri "vasetti" nei quali sono stati usati fermenti diversi sono in realtà "**latte fermentato**".

La fermentazione è influenzata da fattori ambientali, quali la stagione, l'umidità, la temperatura e il tempo necessario per completare il processo. Se volete avvicinarvi a questo mondo, sul web trovate video e siti interessanti.

**I cibi fermentati sono più digeribili**

I cibi fermentati sono più digeribili, poiché i microrganismi svolgono una sorta di pre-digestione. È proprio per questo che chi soffre di sindrome dell'intestino irritabile può, ad esempio, digerire più facilmente il pane fermentato, o chi non sopporta il lattosio, riesce di solito a tollerare bene lo yogurt.

Un altro valido esempio in tal senso è la soia, poco digeribile di solito, che una volta fermentata (salsa di soia e tempeh) vede semplificare il suo complesso contenuto proteico, ridottosi in amminoacidi, divenendo rapidamente digeribile.

## La fermentazione ripulisce il prodotto dalla chimica

I cibi fermentati ricchi di vitamine, poiché i microrganismi creano molte vitamine del gruppo B, inclusi acido folico, riboflavina, niacina, tiamina, biotina. Sono prodotti non contaminati, poiché la fermentazione è anche in grado di ridurre, o eliminare, sostanze chimiche potenzialmente tossiche presenti nei cibi di origine.

## Cibi fermentati eccone alcuni

## Kefir e yogurt

Innanzitutto, precisiamo che kefir e yogurt sono due cose diverse. Lo yogurt è un alimento ricco di fermenti lattici vivi, altamente benefici per l'intestino ma non vitali (non sopravvivono nell'intestino). Il kefir, invece, è una bevanda fermentata: una sorta di "incrocio" tra latte fermentato e grano fermentato: nel kefir, infatti, troviamo sia batteri buoni speciali (i probiotici), sia lieviti.

> **I probiotici sono diversi dai fermenti lattici, soprattutto se nutriti da prebiotici (fibre in grado di giungere integre a livello dell'intestino) arrivano vitali nell'intestino e contribuiscono a rigenerare il microbiota.**

**Tempeh e miso**

Il tempeh è un derivato della soia ottenuto proprio facendo fermentare i semi di soia, è ricchissimo di proteine e anche di batteri buoni amici dell'intestino e della linea. Il miso (la zuppa di miso è un piatto tradizionale asiatico) è una pasta ottenuta dalla fermentazione della soia e di alcuni cereali.

**Crauti, verdura in barattolo**

I crauti, il cavolo cappuccio e anche altre varietà di verdura possono essere sottoposti a fermentazione naturale. Questo processo, usando acqua e sale, permette la formazione di batteri buoni che vanno a colonizzare l'intestino migliorando la digestione, l'espulsione di tossine e potenziando le difese dell'organismo.
Ovviamente, i crauti e gli altri vegetali fermentati vanno consumati crudi e non cotti, altrimenti si perderebbero le preziose vitamine che si sono formate proprio grazie alla loro fermentazione.

### Tè kombucha

Il tè kombucha è tè nero fermentato insieme a una coltura di batteri e lieviti. Per attivare il processo di fermentazione, occorre acquistare l'apposito preparato per il tè kombucha. Proprio come la pasta madre, il preparato si "spaccia" tra appassionati. Cercate nel web gruppi vicini a casa vostra amanti del kombucha.

### Pane con lievito madre

Il pane preparato con lievito madre (alimento "vivo", ricchissimo di batteri buoni) è non soltanto più buono e fragrante, ma soprattutto più digeribile. Il pane con lievito madre vanta un indice glicemico più basso rispetto al pane con lievito di birra.

# Che sapore hanno le verdure fermentate?

L'acidità è il sapore tipico di queste preparazioni. Si potrebbe dire che hanno un leggero sapore di sottaceti, pur non avendo utilizzato l'aceto per la produzione, questa acidità aumenta nel tempo.

## Qualche trucco per fermentare

Usate vasi e tappi puliti e asciutti. Non importa sterilizzarli basta lavarli con il sapone per piatti, possibilmente ecosostenibile, e asciugarli bene.

L'acqua non dovrebbe essere dura, calcarea e clorata. Se usate acqua del rubinetto, lasciate evaporare il cloro. Vi basterà riempire una pentola di acqua, la sera, salarla nella percentuale indicata per la fermentazione (trovata tantissimi consigli online) e lasciarla aperta fino alla mattina.

Usate sale non iodato, perché la presenza di iodio impedisce la proliferazione dei batteri. Meglio sarebbe usare un sale marino integrale.

 La fermentazione parte da sola ma potete "incoraggiarla"!

Per agevolare la fermentazione aggiungere all'acqua uno

**starter** (qualcosa di già fermentato) tipo un pezzo di pasta madre, l'acquetta del kefir, un liquido di verdure già fermentate, della kombucha.

## Ci sono pericoli se si sbaglia qualcosa?

No, non ci sono casi documentati di intossicazione da verdure fermentate perché il pH acido disattiva la produzione di tossine di botulino (stessa cosa non è per le verdure sott'olio).

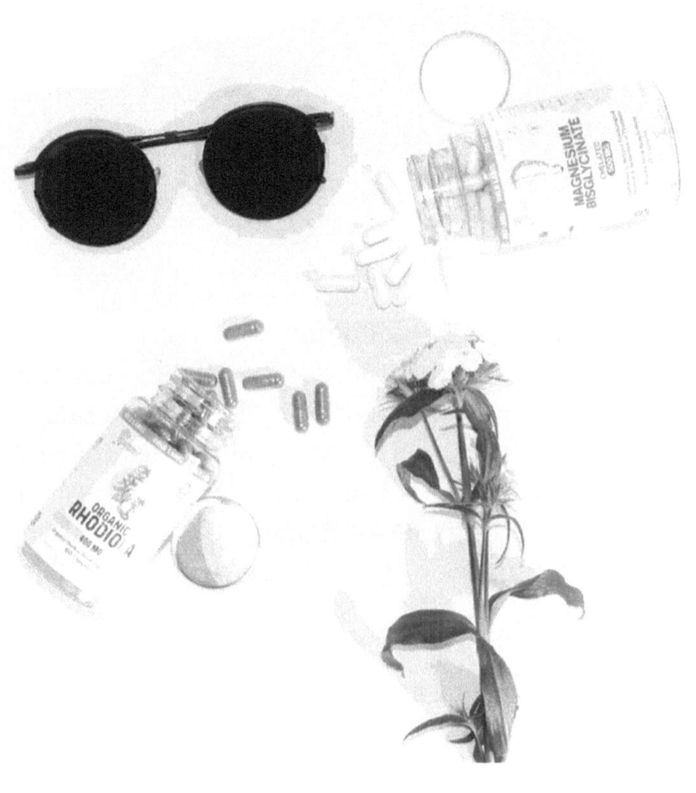

MAGNESIUM
BISGLYCINATE
ORGANIC
RHODIOLA

# PARTE V

## INTEGRAZIONE PER RAFFORZARE LE DIFESE

Se la correzione delle abitudini alimentari, l'attività fisica, la limitazione del consumo di alcolici ecc. non fossero sufficienti a ravvivare le difese immunitarie, è possibile avvalersi delle risorse che la natura offre da sempre all'essere umano: il variegato gruppo di piante medicinali ad azione immunostimolante. Le piante infatti possono essere d'aiuto per il rafforzamento del sistema immunitario indebolito.

Prima di assumere qualsiasi tipo di rimedio naturale per rafforzare le difese immunitarie, è <u>necessario rivolgersi al proprio medico</u>, a maggior ragione se si soffre di particolari patologie e/o ci si trova in particolari condizioni (ad esempio, gravidanza o allattamento al seno) e/o se si stanno seguendo terapie farmacologiche che potrebbero rappresentare una controindicazione all'uso di altri prodotti, anche se di origine naturale.

**Pappa reale**
Dobbiamo ringraziare le api regine per questo concentrato

di energia apprezzato fin dall'antichità. Dal sapore acido-aromatico ha notevoli proprietà benefiche. Particolarmente indicato per bambini e persone anziane è un ottimo ricostituente per l'organismo debilitato. Solitamente sono flaconcini da bere.

**La vitamina c**

Bastano piccole quantità di vitamina C per stimolare le proprie difese immunitarie, questa sostanza ha un'azione antinfiammatoria e aumenta le difese dell'organismo.

Quello che sappiamo è che la molecola, detta anche acido ascorbico, è un micronutriente che svolge una serie di funzioni fondamentali per il nostro organismo.

Sappiamo che funziona principalmente come antiossidante e protegge proteine, lipidi c acidi nucleici, e quindi il corpo in generale, dai danni ossidativi. La vitamina è coinvolta inoltre nei meccanismi che servono per l'assorbimento del ferro e nel funzionamento del sistema nervoso.

Sappiamo anche che svolge un ruolo importante nel sistema immunitario. Gli anticorpi, accumulano vitamina C. Il ruolo non è chiaro ma si pensa che possa essere legato anche in questo caso alle proprietà antiossidanti della molecola.
Per la popolazione generale, le dosi consigliate di vitamina C variano a seconda dei paesi. Secondo l'OMS, mangiare 5

porzioni di frutta e verdura al giorno, è sufficiente a garantirne la quantità necessaria.

**Aloe vera**
Conosciuta da millenni per le numerose proprietà curative è depurativa, antibatterica e antivirale. Il succo di Aloe è pratico e piacevole da bere.


**Papaya**
Ricca di vitamina A-E-B ha effetti drenanti e antinfiammatori. Grazie ai suoi enzimi è efficace contro i radicali liberi.

**Ginko biloba**
Il ginkgo biloba è un buon antiossidante, è un antinfiammatorio e immunostimolante naturale (grazie alla presenza dei flavonoidi) e può rivelarsi indicato contro vari disturbi come tosse, mal di gola ma anche problemi di circolazione. Si assume sottoforma di infuso lontano dai pasti e sottoforma di tintura madre.

# Le erbe immunostimolanti

## Echinacea

Utile per rinforzare il nostro sistema immunitario in condizioni di debolezza, e soprattutto per cercare di aiutare l'organismo in caso di raffreddori. Può essere assunta sotto forma di capsule/tintura madre, specie durante il periodo invernale, ed aiuta ad aumentare la capacità dei globuli bianchi di contrastare le infezioni nel nostro organismo. È anche un ottimo antivirale.

## Rosa canina

I suoi frutti sono ricchissimi di vitamina C e altre vitamine (A, B1, B2, E, PP) che svolgono un'azione di rafforzamento generale sull'organismo e - in particolare - sul sistema immunitario.

## Curcuma domestica

Apprezzata da secoli in cucina, è dotata di proprietà immunostimolanti e antiossidanti.

## Astragalo

Contro i virus e le tossine. Ha principalmente proprietà immunostimolanti e per questo viene utilizzato per rinforzare le nostre naturali difese e prevenire i malanni stagionali. L'astragalo si può assumere in gocce o compresse.

**Propoli**

È un potente antivirale e antibatterico.

**Achillea**

Ha proprietà antinfiammatorie, antispasmodiche e cicatrizzanti. Ottima anche in caso di dolori mestruali e problemi digestivi. I fiori e le estremità possono essere utilizzati sotto forma di infusi e decotti. Sapore amarognolo

**Cardo mariano**

Protezione del fegato, favorisce la funzionalità epatica, si assume sotto forma di decotto oppure di preparato fitoterapico (gocce o tavolette). Poiché contiene tiramina, chi soffre di ipertensione dovrebbe utilizzarlo con cautela.

**Erisimo**

L'erisimo è una pianta nota per le sue proprietà antinfiammatorie e antisettiche ed è molto utile per l'apparato respiratorio. In particolare il suo utilizzo è consigliato nel trattamento delle infiammazioni della gola.

## Malva

La malva elimina le tossine che si accumulano con il freddo. Cresce nei prati, nei giardini e lungo le strade. È una pianta ricca di mucillagini dalle proprietà benefiche su intestino e gola.

## Melissa

Utilizzata, sotto forma di infuso, come rilassante muscolare, nella cura dell'insonnia, del mal di testa e dell'emicrania, oltre che per favorire la digestione.

## Menta piperita

Della menta piperita si usano le foglie, in infusi e decotti. La menta piperita è riconosciuta come digestivo, antibatterico, antisettico, utile nella cura di cefalee e nevralgie.

## Timo

Il timo è una pianta medicinale e aromatica considerata fondamentale per mantenere in salute le vie respiratorie. È utile contro asma, raffreddore e mal di testa, usato anche come antibiotico naturale, aiuta la digestione.

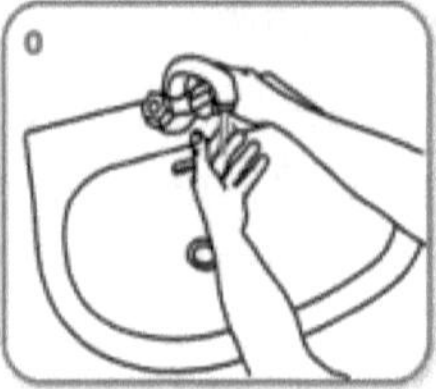


Bagna le mani con l'acqua

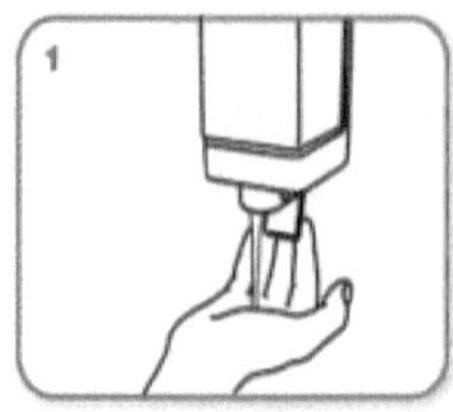


applica una quantità di sapone
sufficiente per coprire tutta la
superficie delle mani

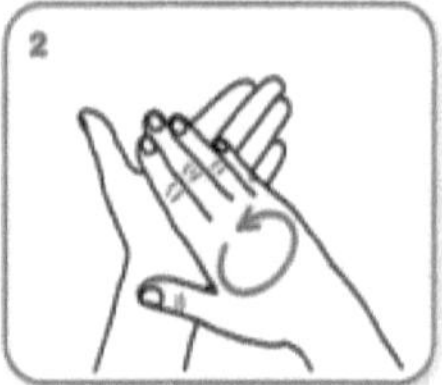


friziona le mani palmo
contro palmo

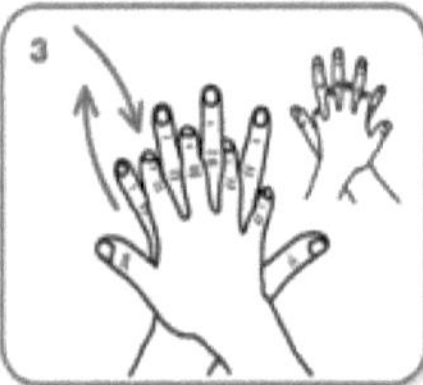


il palmo destro sopra il
dorso sinistro intrecciando le
dita tra loro e viceversa

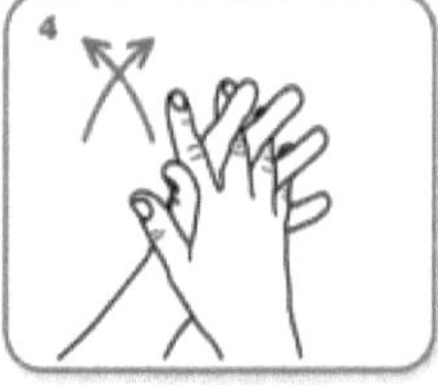


palmo contro palmo
intrecciando le dita tra loro

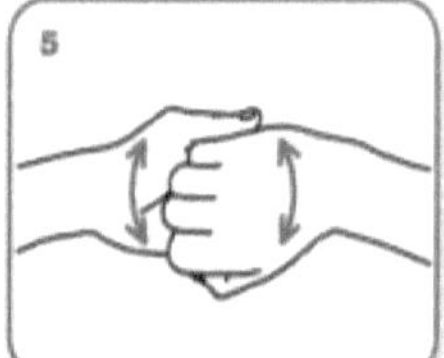


dorso delle dita contro il
palmo opposto tenendo le
dita strette tra loro

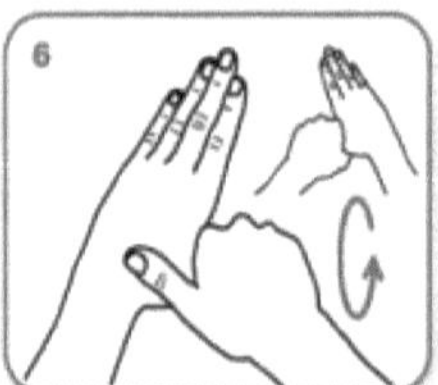


frizione rotazionale
del pollice sinistro stretto nel
palmo destro e viceversa

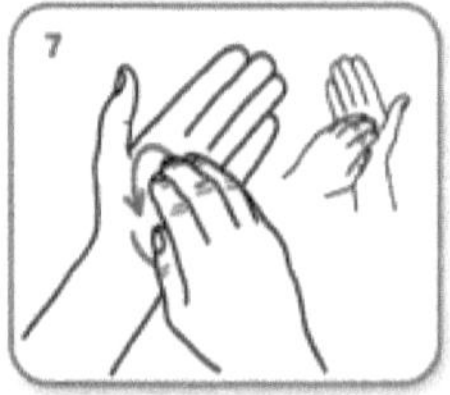


frizione rotazionale, in avanti
ed indietro con le dita della
mano destra strette tra loro
nel palmo sinistro e viceversa

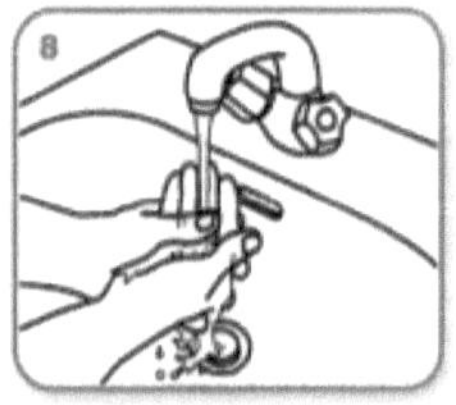


Risciacqua le mani
con l'acqua

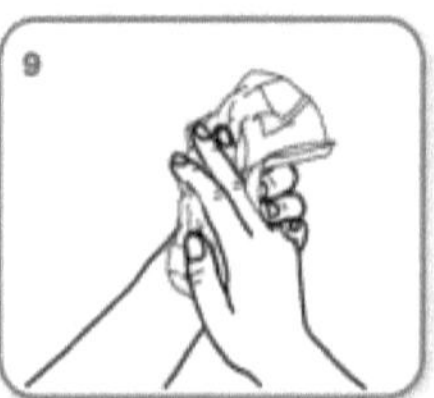


asciuga accuratamente con
una salvietta monouso

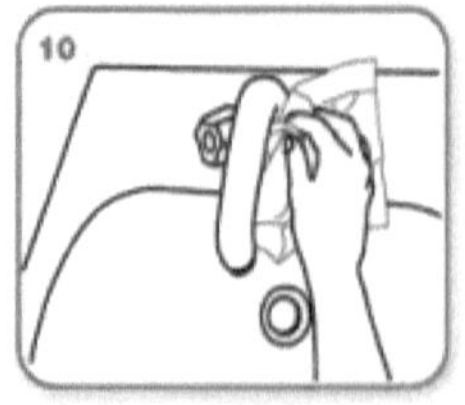


usa la salvietta per chiudere
il rubinetto

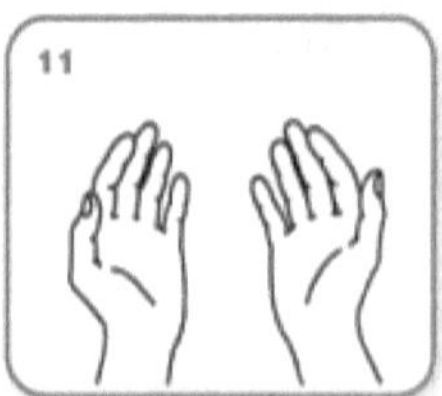


...una volta asciutte, le tue
mani sono sicure.

# Parte VI

## CORRETTA IGIENE.

### Si fa presto a dire stile di vita sano...

Sul come lavarsi bene le mani, dopo il COVID19, siamo tutti esperti, vi alleghiamo per comodità l'immagine sopra. Vediamo quindi qualche buona norma su come conservare e cucinare i cibi correttamente e sul rapporto tra igiene orale e salute dell'intestino. La sana alimentazione difatti non può prescindere dal modo in i cibi vengono trasportati, conservati e cucinati.

### Trasporto a casa e conservazione degli alimenti

Quando portiamo la spesa a casa, manteniamo la "catena del freddo" (non facciamo prendere caldo agli alimenti), specialmente in estate, usando borse termiche per contrastare la proliferazione dei microrganismi.

Una volta portata la spesa a casa, prima di metterla a posto, laviamo le mani accuratamente con acqua e sapone, per almeno 20 secondi, prima di toccare il cibo. Togliamo imballaggi e contenitori poiché si possono annidare in essi molti batteri (provenienti dal supermercato, dal camion che li ha trasportati, dalle celle frigo ad esempio) e prendiamoci del tempo per riporre bene quello che abbiamo comprato.

Laviamo in generale spesso le mani e obbligatoriamente prima di cucinare e ogni volta che cambiamo lavorazione.

**Frigorifero**

Temperature per conservare alimenti e cibi
Alimenti surgelati: temperatura minima di -18 °C.
Carne e pesce: da +1 a +3 °C.
Latte, yogurt, formaggi, prodotti freschi di gastronomia, creme, cibi farciti con creme preparate con uova e latte: da +1 a +4 °C.
Frutta e verdura: da +4 a +7 °C.
Pasta, pane, biscotti, farine, cibo in scatola, cereali, bevande: temperatura ambiente.

Assicurarsi che la temperatura del frigorifero sia costantemente mantenuta al di sotto di 5 gradi e il congelatore a -18/19 gradi.

Non riempiamo troppo il frigorifero, deve esserci lo spazio sufficiente per una buona aereazione, che si tradurrà in un buon raffreddamento.

Ripiani, pareti e guarnizioni del frigorifero possono diventare luoghi ideali per colonie di batteri, pulite il frigo spesso, con acqua e aceto va benissimo.

Non mettiamo in frigorifero cibi o alimenti ancora caldi per evitare di alterare la temperatura interna. I cibi cotti dovrebbero stare in contenitori chiusi e non restare fuori dal frigo più di 2 ore. Tutti gli avanzi dovranno essere messi in frigo e consumati nel giro di 3-4 giorni al massimo. Nel caso in cui non si vogliano consumare a breve, metterli nel congelatore. Tutti gli alimenti congelati, in particolare carne, pesce e funghi, dopo lo scongelamento non dovranno mai essere ricongelati.

 Non far scongelare i cibi a temperatura ambiente, scongelare in frigo, fuori all'aria in poche ore i batteri si moltiplicano.

I ripiani più bassi del frigo sono i più freddi… riporre il latte, i formaggi, le uova sui ripiani più bassi, i salumi sui ripiani intermedi, lasciare le uova all'interno della loro confezione originale per evitare che vengano a contatto con altri alimenti. Le uova vanno lavate prima di cucinarle.

Frutta e verdura vanno nei cassetti. Questa divisione impedisce che i batteri passino da un alimento all'altro, diffondendosi in tutto il frigo. Sarebbe meglio lavare la verdura prima di riporla negli scomparti.

La carne cruda e il pesce devono essere separati con cura dagli altri alimenti. Le intossicazioni alimentari spesso si verificano dopo aver mangiato cibi cotti che sono stati contaminati da microrganismi che vengono da carne cruda o pesce. Per questo occorre fare particolare attenzione a mantenere la carne cruda in un contenitore, in un ripiano del frigorifero separato, assicurandosi che i liquidi non fuoriescano, venendo a contatto con altri alimenti.

Inoltre è bene utilizzare utensili diversi per la manipolazione di cibi crudi e cotti (non usare la stessa forchetta o cucchiaio per mescolare minestra di verdure e carne arrosto ad esempio) e lavare bene la zona di lavoro dopo l'uso. Lavarsi accuratamente le mani dopo aver toccato la carne cruda o il pesce crudo.

**Lavastoviglie**

Pulire filtro e interno della lavastoviglie, fare ogni tanto lavaggi a vuoto a alta temperatura 90 GRADI, con un po' di **acido citrico** messo nella vaschetta del lavaggio. Potete comprare l'acido citrico online a poco prezzo ed è utilissimo anche contro il calcare (esempio per pulire caffettiere e bollitori elettrici). I lavaggi non puliscono la lavastoviglie in realtà come si potrebbe pensare e batteri e muffe possono formarsi.

**Regole per congelare gli alimenti**

Possiamo congelare un po' tutto, carne sia cotta sia cruda,

verdura (alcune verdure si prestano di meno), frutta, latticini, pasticceria, pesce, pollame sia cotto sia crudo.

Per la corretta congelazione è bene seguire alcune semplici regole:

- controllare che il congelatore mantenga la corretta temperatura -18 gradi è l'ideale;

- etichettare i contenitori in modo da sapere cosa c'è dentro e indicare la data di congelamento;

- da frutta e verdura eliminiamo le parti anomale, con muffa o ammaccature;

- lavare bene frutta e verdura prima di congelare perché i batteri presenti nel corso della congelazione diventano "inattivi" per poi però tornare attivi nel momento in cui la verdura o la frutta si scongelano;

- i cibi già cotti prima di essere congelati devono essere fatti raffreddare e vanno consumati preferibilmente entro 2 mesi dalla loro preparazione;

- il pesce prima di essere congelato deve essere pulito e privato delle viscere;

- è consigliabile congelare il cibo in dosi singole ma multiple in modo da essere sicuri di non scongelarne troppo.

Quando compriamo i surgelati, accertiamoci che le confezioni non siano ricoperte di brina o bagnate il che significherebbe che non è stata rispettata correttamente la "catena del freddo" di cui parlavamo.

**Igiene orale e difese immunitarie:**

**qual è la connessione?**

Salute orale significa molto più che avere denti sani, infatti la cavità orale è una porta di accesso per i batteri che dalla bocca proseguono e arrivano nell'intestino. È comprensibile quindi che ci sia un legame tra microbiota intestinale e microbiota orale.

Nella bocca sono presenti centinaia di specie batteriche, alcune delle quali interagiscono con i tessuti umani. Lungo il canale digerente si verificano continue variazioni nelle popolazioni microbiche e una corretta igiene orale è per questo molto importante (oltre che per avere denti sani ovviamente).

**È necessario:**

- L'uso dello spazzolino dopo i pasti principali;

- la pulizia della lingua al mattino (con un nettalingua, uno strumentino semplice e utile che toglie la placca e i batteri che si depositano sulla lingua durante la notte, ma se non lo avete potete spazzolare la lingua con lo spazzolino da denti);

1. l'utilizzo di un filo interdentale alla sera poiché lo spazzolino non rimuove tutto il cibo;

2. per chi soffre di gengiviti o parodontiti è consigliato anche l'uso di collutorio e il controllo da parte del dentista più frequente.

Per la pulizia della bocca, evitate dentifrici che fanno molta schiuma e usate sempre una piccola quantità di dentifricio. Scegliere un buon dentifricio è importante perché la mucosa della bocca ha notevoli capacità di assorbimento.

Molti dentifrici presenti in commercio contengono ingredienti tossici per la nostra salute, vediamo quali ingredienti evitare:

**Petrolati**: composti derivati dai residui del petrolio. Evitate dunque prodotti che tra gli ingredienti hanno questi nomi: mineral oil, isopropyl, vasellina e cera microcristallina, paraffinum liquidum, petrolatum, propylene glycol.

**Sodium Lauryl Sulfate e Sodium Laureth Sulfate**: indicati anche come SLS e SLES sono due tensioattivi molto economici e pertanto molto usati. Sono sostanze aggressive che creano nel prodotto la "schiumosità".

**Parabeni**: conservanti, da evitare questi nomi, isobutylparaben, butyl paraben, benzoyl paraben, methylparaben, ethylparaben, propylparaben,.

**Coloranti**, contrassegnati dalla sigla CI. Evitiamo dentifrici azzurri e rosa insomma!

**EG**: sono derivati dal petrolio.

**Triclosan**: usato come antibatterico. L' Agenzia americana per gli alimenti e i medicinali (FDA) lo ha definito tossico e ne ha vietato l'uso negli USA, tuttavia in Italia invece rimane ancora oggi diffuso il suo impiego.

**Fluoruro di sodio**: si tratta di fluoro addizionato. Una quantità eccessiva di fluoro nei bambini può causare la patologia della fluorosi, con degenerazione dello smalto dentale.

Se potete producetevi da soli il dentifricio, bastano pochi ingredienti ed è economicissimo farlo. Potete usare ad esempio: argilla bianca, olio di cocco e/o glicerina vegetale, poco bicarbonato, tea tree oil, menta o altre essenze…

Su youtube trovate quante ricette volete su canali di autoproduzione!

Una buona abitudine è fare uno sciacquo, anche solo con

acqua del rubinetto, alla sera e al mattino, e un **gargarismo** per ripulire anche la gola. È un accorgimento semplicissimo e aiuta a non beccarsi il mal di gola!

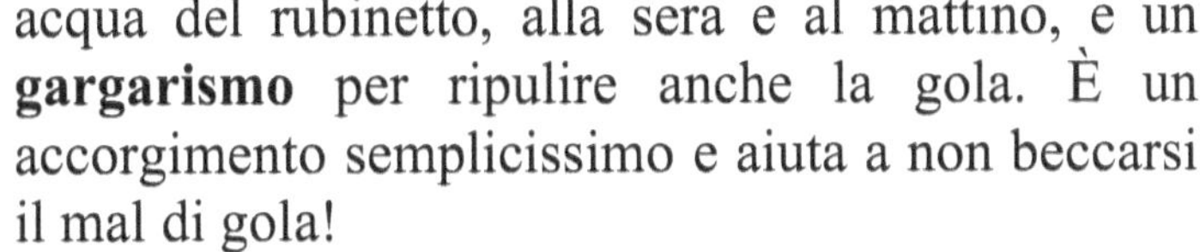

Invece del **collutorio** potete usare mezzo bicchiere di acqua e una/due gocce di tea tree oil. Il sapore non piace a tutti ma se ci fate l'abitudine è davvero un prodotto fantastico, antibatterico, antimicotico e economico!

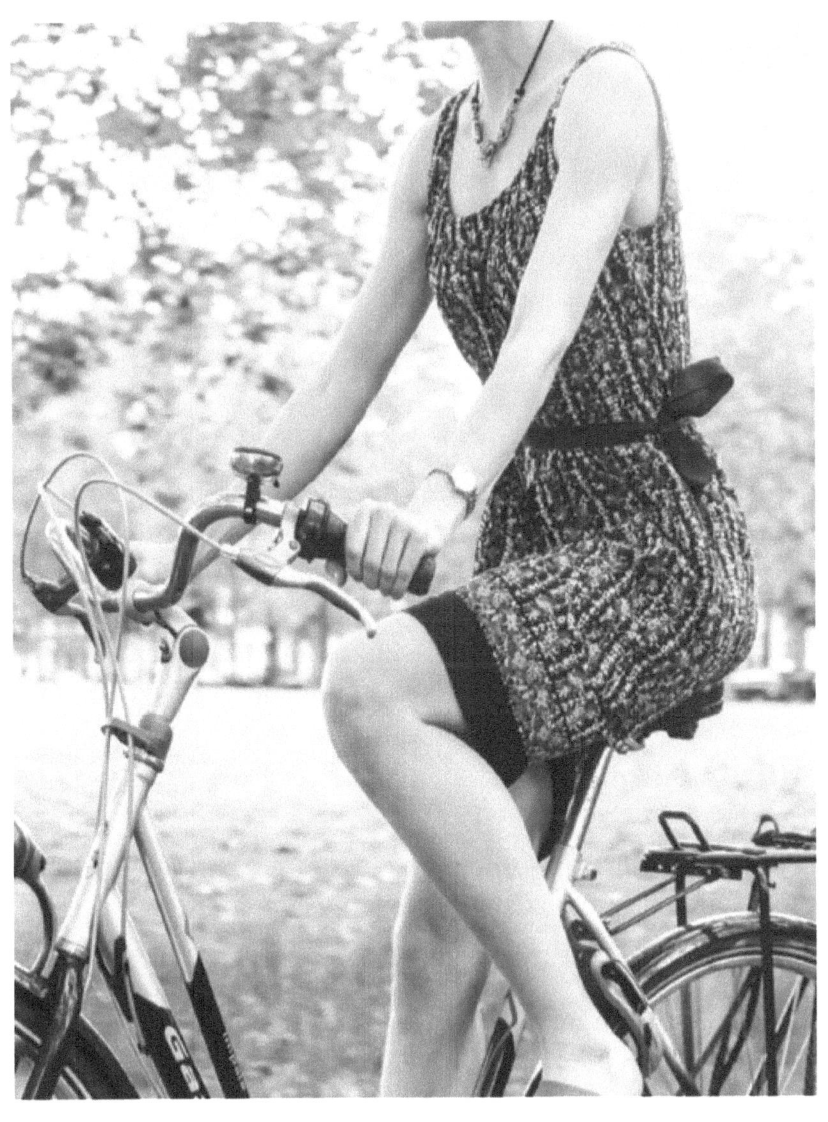

# Parte VII

## VITA ATTIVA, SOLE, ARIA, RIPOSO E MOVIMENTO

### L'esposizione al sole svolge un ruolo positivo?

Uscire all'aperto e godere di tutto ciò che Madre Natura ha da offrire, aiuta la salute del sistema immunitario. Passare del tempo in natura abbassa i livelli di stress. Inoltre i raggi solari stimolano la produzione di vitamina D, fondamentale per una buona regolazione del sistema immunitario. Ovviamente bisogna esporsi senza esagerare, cercando di evitare le ore dove il sole è più alto e le lunghe esposizioni.

### Attività fisica regolare

L'esercizio fisico regolare è uno dei pilastri di una vita sana, aiuta a potenziare il sistema immunitario, purché praticato in modo intelligente, equilibrato e senza eccessi. Inoltre migliora la salute cardiovascolare, abbassa la pressione sanguigna, aiuta a controllare il peso corporeo e protegge da una varietà di malattie.

Proprio come una dieta sana, l'esercizio fisico può

contribuire alla salute generale e quindi a un sistema immunitario sano. Può contribuire in modo ancora più diretto promuovendo una buona circolazione, che permette alle cellule e alle sostanze del sistema immunitario di muoversi liberamente attraverso il corpo e di fare il loro lavoro in modo efficiente.

## Perché regolare? Cosa s'intende?

30 minuti di camminata veloce fanno aumentare la circolazione, anche quella delle cellule che ci difendono dalle aggressioni, globuli bianchi ed altre cellule "soldato". Secondo alcuni studi, circa tre ore dopo l'esercizio fisico, queste cellule immunitarie si ritirano nei tessuti da cui provengono. Lo stimolo immunitario dell'esercizio fisico avrebbe quindi una certa durata, limitata alle ore successive all'attività. Questo fa capire perché è importante fare esercizio regolare, sarebbe come fare le pulizie di casa un po' per giorno, invece di rimandarle tutte al fine settimana. Poco alla volta ed avremo sempre una casa pulita (e un corpo pulito).

L'attività migliore per ottimizzare la funzione immunitaria, pare essere da 30 a 60 minuti al giorno di esercizio aerobico di moderata intensità, ovvero una camminata veloce, una pedalata o una corsetta.

Inoltre dobbiamo essere graduali, se non si è abituati ad

allenarci, facciamo con calma, eviteremo infortuni e ci abitueremo progressivamente. Se non siamo già allenati, non cerchiamo di imbarcarci in un allenamento per la maratona; l'allenamento eccessivo devia un'enorme quantità di energia necessaria per costruire la muscolatura e la forma fisica, sottraendola al sistema immunitario.

*Per chi può permetterselo, fare attività al mattino sarebbe l'ideale. Quell'attività "irradierà" buon umore su tutta la giornata, facendoci sentire subito soddisfatti per quanto fatto!*

## Ma l'attività fisica intensa fa bene?

Alcuni scienziati stanno cercando di determinare se l'esercizio fisico intensivo incida o meno sulla suscettibilità di una persona all'infezione, testando il sangue e le urine prima e dopo l'esercizio per rilevare eventuali cambiamenti nei componenti del sistema immunitario. Mentre alcuni cambiamenti sono stati registrati, gli immunologi non sanno ancora cosa significano questi cambiamenti in termini di risposta immunitaria umana.

L'intensità dell'esercizio è meglio graduarla sulla base dell'età e dell'allenamento che si è abituati a fare. Ribadiamo mezz'ora di passeggiata al giorno, veloce e magari nella natura, sono perfetti!

# Sonno e riposo adeguato

La maggior parte delle persone sa di dover mangiare bene e di dover fare esercizio fisico per essere in buona salute. Ma che dire del sonno? Passiamo circa un terzo della nostra vita dormendo, e il sonno è essenziale per una buona salute. Molti di noi hanno difficoltà a dormire.

Quattro persone su cinque dicono di soffrire di problemi di sonno, almeno una volta alla settimana, e si svegliano sentendosi esausti. Allora, come si diventa una persona che dorme meglio?

La maggior parte degli adulti dovrebbe dormire almeno 7 ore a notte. Se abbiamo problemi a dormire, proviamo a limitare il tempo impiegato al telefono (tv, tablet), lasciandoli un'ora prima di andare a letto. È risaputo che la luce blu emessa dal telefono, dalla TV e dal computer può disturbare il ritmo circadiano e il naturale ciclo sonno-veglia.

Altri consigli per un buon sonno includono dormire in una stanza completamente buia o usare una maschera per il sonno, andare a letto alla stessa ora ogni notte e fare esercizio fisico regolarmente.

Esattamente quanto sonno è necessario per far funzionare al meglio il sistema immunitario è difficile da valutare, c'è molta variabilità individuale, quindi non c'è una misura unica. 7/8 ore di sonno a notte sembra essere un buon obiettivo per la maggior parte delle persone.

Sette ore di sonno ovviamente, non sette ore nel letto. Conoscendo noi stessi potremo stabilire le ore che ci sono necessarie (o meglio comode). In generale si può dire che dormire meno di sette ore di sonno è associato a una serie di problemi di salute.

Una cosa è certa, se ti senti spesso stanca/o al lavoro, vorresti fare un lungo sonnellino nel pomeriggio o addormentarti durante il tragitto mattutino o serale, il tuo corpo ti sta dicendo che non dormi abbastanza.

## Come migliorare il proprio sonno?

Prova a tenere per un paio di settimane un "diario del sonno", magari ti sembra di aver dormito abbastanza, ma potresti avere delle sorprese monitorando il sonno. Scrivi l'ora in cui vai a letto e l'ora in cu ti svegli. Stabilisci il numero totale di ore di sonno. Annota se hai fatto un pisolino o se ti sei svegliata/o nel cuore della notte. Annota anche come ti sei sentita ogni mattino… riposata e rinfrancata? Stanca e svogliata? Una via di mezzo?

Volete davvero identificare le vostre esigenze individuali di sonno?
Provate questo esperimento di **"vacanza del sonno"**. Se

avete un lavoro flessibile, potete farlo in qualsiasi momento, o potreste dover aspettare fino alle vacanze.

## Sonno riparatore come individuarlo

Ecco come fare l'identificazione del vostro "sonno riparatore"

- Andare a letto alla stessa ora per 2 settimane

- Tenere spenta la sveglia

- Annotare a che ora ti svegli naturalmente

È probabile che dormirai più a lungo durante i primi giorni, perché stai recuperando il sonno perduto, quindi i primi giorni di dati non saranno utili. Ma nel corso di qualche settimana, se ti atterrai all'ora prevista per andare a letto, e lascerai che il tuo corpo si risvegli spontaneamente, comincerai a vedere emergere uno <u>schema</u> di quante ore di sonno il tuo corpo necessita ogni notte.

Una volta determinate le tue naturali esigenze di sonno, pensa al tempo necessario per svegliarti, per andare al lavoro o a scuola in orario, e scegli un'ora per andare a letto che ti permetta di dormire abbastanza per svegliarti in modo naturale ed essere in orario per le tue attività mattutine.

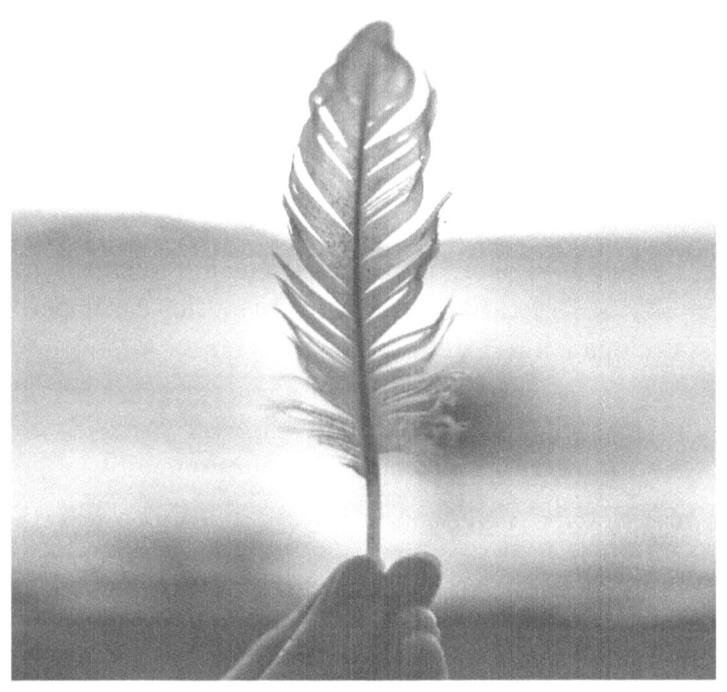

# Parte VIII

## STRESS, MEDITAZIONE, RILASSAMENTO, CURA DEL SÉ

### Ridurre/gestire lo stress

Una grande varietà di malattie, tra cui disturbi di stomaco, orticaria e persino malattie cardiache, sono legate agli effetti dello stress emotivo.

Le condizioni che causano uno stress psico-fisico indeboliscono il sistema immunitario, sottoponendolo a un maggior carico di lavoro. Facendo un esempio, è come se lo stress affaticasse il sistema immunitario affidandogli troppi compiti da svolgere e quest'ultimo, di conseguenza, arrancasse e diventasse meno efficiente.

Una cosa è lo **stress occasionale**, uno stress improvviso e di breve durata, un evento particolare che genera ansia, dolore o rabbia, ad esempio. Altra cosa è quando si vive una vista stressante, ci si sente costantemente sotto pressione, e non si trova un modo per gestire lo stress.
Altra differenziazione si deve poi fare, tra lo stress di una vita attiva e intensa, troppo frenetica ma che si è scelto di

vivere, e quello di una vita stressante in quanto monotona o gestita da altri, sulla quale ci si sente di non avere potere di decisione. È questo lo stress più nocivo, uno stress cronico, come quello causato da relazioni negative sul lavoro, in famiglia, con amici e parenti.

Lo stress può far scatenare un mal di testa, turbare il sonno la notte, far spuntare un dolore cervicale, togliere l'appetito, o viceversa far venire una fame da lupi... e questi sono solo alcuni segnali di stress "leggeri"; l'impatto in realtà può essere più profondo, sul sistema nervoso, su quello circolatorio, digestivo e immunitario...

Chi vive sotto **stress** tende anche a mangiare cibi meno sani, fumare e bere troppo, ridurre l'attività fisica e le occasioni di socialità, in pratica a rinunciare proprio a quei comportamenti che possono rappresentare un fattore protettivo.

*Oggi per fortuna cominciamo a capire che la **malattia** non è solo un evento biologico che riguarda le cellule e gli organi, ma uno squilibrio che interessa la dimensione mentale, non solo*

Imparare a gestire meglio il tempo a disposizione, la propria emotività e le relazioni con gli altri, non è facile, ma si possono compiere tanti piccoli passi utili che saranno pian piano capaci di farci cambiare "strada".

## Condire la giornata!

Come l'insalata diventa molto buona aggiungendoci olio, semi, pane croccante, pezzettini di avocado, carote, pomodorini, lievito alimentare... e molto altro, così la nostra giornata è importante sia "arricchita" da tante piccole coccole per noi stesse/i. E' davvero tanto importante rendere ogni giorno piacevole, dandosi piccoli obiettivi e premiandoci quando li raggiungiamo!

I miei condimenti per una giornata piacevole, sono: una tisana bevuta con calma, l'appuntamento con una colazione ricca, 10 minuti in disparte dal mondo verso le 18, un pezzettino di cioccolato fondente prima del caffè, una passeggiata prima o dopo pranzo nel quartiere o lungo il fiume... delle volte basta sdraiarsi e fare 5 respiri profondi per impedire a uno stress di ingigantirsi...

Ognuno di noi sa cosa lo fa stare bene, cosa rompe la

catena del suo stress, e disseminando la giornata di queste "coccole" tutto sembrerà differente e più leggero.

Ognuna di queste "strategie premianti" può aiutare il corpo a frenare il flusso di ormoni dello stress che fanno aumentare la pressione sanguigna e la frequenza cardiaca. È importante che queste attività piacevoli entrino a far parte della nostra vita quotidiana, diventando un'abitudine.

## Non è mai tardi!

Quello che mi dico dopo una brutta giornata, in occasione di una forte frustrazione per non aver fatto qualcosa che davvero desideravo, quando mi logoro per aver svolto in modo non soddisfacente un incarico affidatomi, oppure ripenso alle cattiverie che ho detto a una persona cara perdendo il controllo... è... **pensa che domani puoi rinascere una persona nuova!**

*Ed è proprio così, ogni giorno è un dono che possiamo vivere un po' meglio del giorno precedente, cercando di migliorarci,*

*accettando    i    nostri    limiti,*
*amandoci.*

# Meditazione e pratiche di rilassamento

Lo stress, l'ansia o la depressione hanno molte volte il potere di ridurre la nostra capacità di affrontare le avversità. Se si presentano in modo continuativo, oltre ad alterare lo stato d'animo, deteriorano e riducono la nostra resistenza alle aggressioni e alle malattie.

Un buon modo per controllare lo stress e rafforzare il sistema immunitario è quello di fare attività come **yoga**, **tai-chi**, **mindfulness** o **meditazione**.

Sono tutte tecniche di rilassamento che ci permettono di migliorare la respirazione e, di conseguenza, l'equilibrio tra mente e corpo.

Che meditare possa placare gli animi più agitati sembra banale, ma si è accertato che gli effetti sono ben più rilevanti e profondi. Come hanno evidenziato numerose ricerche sulla Meditazione, sulle Tecniche Mindfulness, sullo Yoga, sul Qi Gong e Tai Qi, proprio queste pratiche agendo a livello mentale ed energetico, producono effetti importanti sull'adeguato funzionamento del sistema immunitario.

## La meditazione stimola le regioni delle funzioni cerebrali del sistema immunitario

La meditazione ha mostrato un aumento dell'attività elettrica nella corteccia prefrontale, nell'insula anteriore destra e nell'ippocampo destro, tutte parti che controllano le emozioni, la consapevolezza e l'ansia. Queste sono anche le aree del cervello che fungono da centro di comando per il sistema immunitario. Quando vengono stimolate, fanno funzionare il sistema immunitario in modo più efficace.

Del resto l'azione della meditazione sul miglioramento della qualità della vita è oggi continuamente confermata. Una ricerca dell'Università di San Francisco, condotta nel 2009 dal premio Nobel per la medicina E. **Blackburn**, dimostra palesemente l'azione della meditazione sui **telomeri**, mostrando come questa pratica riesca a rallentare il processo di invecchiamento.

Cerchiamo quindi di praticare una forma di meditazione, regolarmente mattina o sera, anche per poco tempo, ma in modo costante, per ridurre ed evitare lo stress, poiché il sistema immunitario viene facilmente influenzato nel suo funzionamento, quando aumentano gli ormoni dello stress.

Per stare bene la meditazione deve accompagnarsi a un sonno di qualità e a un'alimentazione salutare.

Inoltre meditare consente di scegliere su cosa focalizzare l'attenzione, mettendo sullo "sfondo" ciò che non si vuole sentire.

La meditazione infine sembra essere efficace persino contro il raffreddore: Bruce Barrett, dell'University of Wisconsin (Usa), ha studiato la meditazione su 51 individui e ha calcolato che chi fa meditazione ha una riduzione del 40-50% delle giornate lavorative perse per infezioni respiratorie acute, influenza compresa, rispetto a chi non medita. La durata della malattia è minore e i sintomi sono più lievi.

# Costruire un buon rapporto con sé stessi e gli altri

Impariamo a prenderci cura di noi stessi: dormiamo quanto necessario, concediamoci delle pause, impariamo tecniche di rilassamento, ricerchiamo la dimensione della spiritualità.

*Liberiamoci dall'idea che l'unico modo di fare bene le cose sia fare tutto e subito: spesso è la nostra ansia a darci la sensazione che il tempo passi troppo in fretta.*

Cerchiamo invece di recuperare i ritmi del relax, dei pasti, del sonno, di vivere nel presente dedicando attenzione a ciò che facciamo.

## 10 minuti sulla nostra isola personale

Concediamoci 10 minuti al giorno per pensare in solitudine, per esprimere la nostra gratitudine per il tanto che abbiamo, per riflettere sui nostri affetti e sui nostri bisogni.

*Pensiamo sempre che forse non tutto, ma la maggior*

*parte delle cose che riguardano i nostri bisogni e le nostre priorità dipendono da noi.*

*Siamo pazienti con noi stessi, l'impazienza non serve a*

*niente. Non siamo severi, questo ci scoraggerebbe.*

*Stiamo compiendo un percorso, ogni passo è bello!*

Non è nelle stelle che è conservato il nostro destino, ma in noi stessi.
**William Shakespeare**

A volte, quando le cose si fanno pesanti, tendiamo a tenerle per noi o a condividerle con persone che non sono buoni ascoltatori. Esprimere i propri pensieri, sentimenti ed esperienze attraverso la scrittura e/o altre forme di creatività, fa bene, anche al nostro apparato immunitario. Scrivere i pensieri ci aiuterà a fare chiarezza. Ci aiuterà aa conoscere meglio noi stessi, i nostri bisogni e i nostri obiettivi.

Scrivere i propri sentimenti e i propri pensieri, possibilmente su carta per almeno 5/10 minuti fa bene, e l'espressione di sé, può aiutare a far fronte allo stress, e lo stress è molto negativo per il corpo umano.

## Ascoltiamo la musica

Ascoltare musica è rilassante e ci aiuta a far fronte allo stress e aumenta la serotonina (buon umore) e riduce il cortisolo, un ormone dello stress.

Alcuni tipi di musica (ritmo lento e costante) hanno qualcosa di ipnotizzante e sono molto rilassanti per il corpo umano - questo non solo riduce lo stress - ma fa anche passare l'ansia.

Che si scelga un tipo di musica rilassante (per esempio

jazz, musica classica) o qualcosa di più movimentato, l'importante è che ci piaccia. Altrimenti, probabilmente non avrà l'effetto rilassante che tutti noi vogliamo e non sarà in grado di migliorare il nostro umore o di ridurre lo stress e l'ansia.

**Amor proprio**

Questa è la pratica più importante di tutte... per avere difese immunitarie alte!

Amare se stessi non significa sentirsi superiori agli altri. L'amor proprio non si manifesta nel far notare agli altri quanto siamo bravi, belli, magri, ricchi e intelligenti. Vantarsi significa solamente cercare l'approvazione altrui (ovvero essere narcisisti).

Chi riconosce il proprio valore non cerca conferme negli altri.

Amarsi significa <u>essere</u>

amorevoli e comprensivi con noi stessi,

accogliere il nostro essere in tutte le sue sfumature,

riconoscere noi per primi il nostro valore.

Amarsi significa <u>avere</u>

consapevolezza del nostro valore interiore,

un valore stabile,

che nessuno può diminuire o cambiare,

che prescinde dall'approvazione altrui

e dai risultati che conseguiamo.


Amarsi significa <u>avere</u>

consapevolezza dell'amore che custodiamo,

che è unico e speciale

e deve essere rispettato e coltivato,

per noi stessi

e per essere donato agli altri.


Ognuno di noi custodisce dentro di sé valore e amore, solo che non tutti ne sono consapevoli e per questo motivo, alcuni cercano valore e amore all'esterno, diventando dipendenti nella loro serenità dal mondo fuori, da altre persone.

## Mi rispetto

Rispettarsi vuol dire scegliere sempre ciò che riteniamo giusto per il nostro benessere fisico ed emotivo. Questo significa non fare mai qualcosa che possa andare contro di noi, contro il nostro corpo, contro i nostri valori e principi e, quindi, in generale contro la nostra personalità.

Molto spesso ci troviamo a fare qualcosa contro la nostra volontà, o perché non riusciamo a dire di No, oppure perché vogliamo compiacere qualcuno temendo un giudizio negativo su di noi. In entrambi i casi non ci stiamo rispettando, perché mettiamo in secondo piano il nostro essere.

**Amor proprio nel decidere**

L'amore per se stessi è importante quando si tratta di **prendere delle decisioni**. Chi non ha amor proprio, nello scegliere, tende ad accontentare chi gli è vicino, trascurando i suoi reali bisogni.

Senza amore per se stessi si tende a rimandare le decisioni, o peggio a far decidere altri per noi. Le scelte finiscono sempre per essere influenzate dall'esterno e mai provenire da dentro.

Dobbiamo accettarci per come siamo e imparare a riconoscere il nostro valore e i nostri bisogni. Solo così staremo bene con noi stessi, saremo soddisfatti delle nostre scelte e capaci di **vivere in armonia con il mondo esterno**.

# Gli altri

## Amor proprio e relazioni sociali

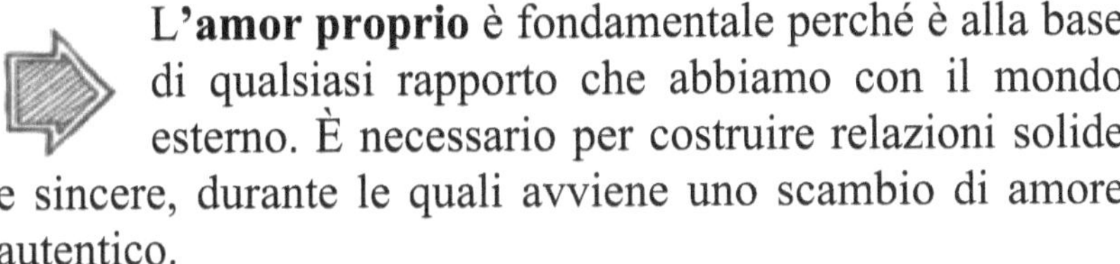 **L'amor proprio** è fondamentale perché è alla base di qualsiasi rapporto che abbiamo con il mondo esterno. È necessario per costruire relazioni solide e sincere, durante le quali avviene uno scambio di amore autentico.

Dobbiamo chiederci: come possiamo amare qualcuno se prima, questo amore non lo proviamo verso noi stessi? Se non abbiamo amore per noi…cosa possiamo dare all'altro?

Si potrebbe dire che tendiamo a volere dagli altri quel sentimento di amore che non nutriamo verso noi stessi.

**Puoi amare solo quando sei felice dentro di te. L'amore non può venire aggiunto dall'esterno. Non è un indumento che puoi indossare.**

**(Osho - mistico e maestro spirituale indiano)**

Amarsi è, perciò, fondamentale se non vogliamo continuare a vivere con questo senso di vuoto che cerchiamo di riempire con qualcos'altro.

Chi non si ama tende spesso a lamentarsi e a piangersi addosso, e a incolpare sempre gli altri di ogni evento negativo che accade. Nelle relazioni sociali, una persona che non si ama porta una certa quantità di "negatività" che viene percepita dagli altri.

Al contrario, quando ci accettiamo e ci sentiamo soddisfatti, abbiamo molte più energie e attenzioni da dedicare agli altri e saremo in grado di andare incontro anche alle esigenze altrui in modo efficace.

Impariamo a creare occasioni piacevoli di incontro e a limitare i danni di relazioni – con colleghi di lavoro, amici o familiari – che sappiamo essere causa di stress o preoccupazione. Per esempio, possiamo scaglionare gli incontri difficili, gli eventi stressanti, per evitare un "sovraccarico", o alternare questi momenti con attività piacevoli o rilassanti per recuperare energie.

## Il perdono e il sistema immunitario

Perdonare non è una forma di debolezza. Perdonare è invece legato a una serie di atteggiamenti coraggiosi per mezzo dei quali si riesce ad accettare ciò che è successo, e ci ha fatto male, e finalmente andare avanti, più liberamente, nel nostro presente.

Ebbene, perdonare e riadattare i propri sentimenti, proseguire più leggeri il nostro percorso, è un atto di forza e ci dona salute. Si avete letto bene, **perdonando ci guadagneremo anche in salute!**

Ovviamente sono molte le motivazioni per perdonare, ma qui ci interessa parlare, della stretta relazione fra il perdono e la riduzione dell'ansia, della depressione e di altri disturbi che riducono la qualità della nostra vita.

**Il momento di perdonare è ora**, perché lasciare trascorrere i giorni, i mesi e gli anni, non ci farà smettere di stare male e non ci farà dimenticare.

Forse non riusciremo a perdonare del tutto l'altra persona, ma possiamo iniziare, abbandonare in buona parte rabbia e risentimento, staremo subito meglio!

Perdonare dipende solo da noi, e se si perdona si perdona punto e basta, senza condizioni, senza ripensamenti.

L'altro non deve chiederci scusa o pentirsi. Niente recriminazioni o punizioni.

**Il perdono ha tutto in sé e non richiede niente in cambio.**

Perdonare è, dunque, una delle abilità e delle virtù migliori da sviluppare…

# Aforismi motivazionali per rafforzare se stessi e quindi il sistema immunitario

*Nessuno può farti sentire inferiore senza il tuo consenso.*
**Eleanor Roosevelt**

*La felicità non è qualcosa di già pronto. Viene dalle tue stesse azioni.*
**Dalai Lama**

*La vita è per il 10% cosa ti accade e per il 90% come reagisci.*
**Charles R. Swindoll**

*Per ogni minuto che passi arrabbiato perdi sessanta secondi di felicità.*
**Ralph Waldo Emerson**

*Non lasciare che il tuo passato determini il tuo destino.*
**Confucio**

*Tu sei quello che fai, non quello che dici che farai.*
**Carl Jung**

*Viviamo in un mondo in cui ci nascondiamo per fare l'amore, mentre la violenza e l'odio si diffondono alla luce del Sole.*
**John Lennon**

*Non indugiare sul passato; non sognare il futuro, concentra la*

*mente sul momento presente.*
**Buddha**

*Non lasciare che il rumore delle opinioni altrui soffochi la tua voce interiore.*
**Steve Jobs**

*Non sono abbastanza giovane per sapere tutto.*
Oscar Wilde

*Chi ha un perché per vivere per può sopportare quasi ogni come.*
**Friedrich Nietzsche**

*Una vita spesa a commettere errori, non solo è più onorevole, ma è molto più utile di una vita passata a non far niente.*
**George Bernard Shaw**

*La vita non è un problema da risolvere, ma una realtà da sperimentare.*
**Søren Kierkegaard**

*Non ho fallito. Ho solo trovato 10.000 modi che non funzionano.*
**Thomas Edison**

*Sii fedele nelle piccole cose, perché è in loro che sta la tua forza.*
Madre Teresa di Calcutta

*Chi non ha mai commesso un errore, non ha mai provato nulla*

*di nuovo.*
**<u>Albert Einstein</u>**

*Le cose migliori e più belle del mondo non possono essere viste
e nemmeno toccate. Bisogna sentirle con il cuore.*
**Helen Keller**

*Come è meraviglioso che non vi sia nessun bisogno di aspettare
un singolo attimo prima di iniziare a migliorare il mondo.*
**Anna Frank**

*La felicità è un percorso, non una destinazione. Lavora come se
non avessi bisogno di denaro, ama come se non ti avessero mai
ferito e balla, come se non ti vedesse nessuno.*
**<u>Madre Teresa di Calcutta</u>**

*Se vuoi essere felice, sii felice.*
**Lev Tolstoj**

Una persona intelligente risolve un problema. Una persona
saggia lo evita.
**<u>Albert Einstein</u>**

*Scegli un lavoro che ami, e non dovrai lavorare neppure un
giorno in vita tua.*
**Confucio**

*Il modo più sicuro per riuscire è sempre provare ancora una
volta.*
**Thomas Edison**

*La vita è ciò che ti accade mentre sei occupato a fare altri progetti.*
**John Lennon**


*Fai sempre ciò che hai paura di fare.*
**Ralph Waldo Emerson**


*Potranno tagliare tutti i fiori ma non potranno fermare la primavera.*
**Pablo Neruda**


*Vivi come se dovessi morire domani. Impara come se dovessi vivere per sempre.*
**Mahatma Gandhi**


*Anche un viaggio di mille miglia inizia con un singolo passo.*
**Lao Tzu**


*Il successo è l'abilità di passare da un fallimento all'altro senza perdere l'entusiasmo.*
**Winston Churchill**


*Ero intelligente, quindi volevo cambiare il mondo. Oggi sono saggio, quindi sto cambiando me stesso.*
**Gialal al-Din Rumi**


*Non c'è nulla di nobile nell'essere superiore a qualcun altro. La vera nobiltà consiste nell'essere superiore a chi eravamo ieri.*
**Ernest Hemingway**

*Non è nelle stelle che è conservato il nostro destino, ma in noi stessi.*
**William Shakespeare**

*Tra vent'anni non sarete delusi delle cose che avete fatto ma da quelle che non avete fatto. Allora levate l'ancora, abbandonate i porti sicuri, catturate il vento nelle vostre vele. Esplorate. Sognate. Scoprite.*
**Mark Twain**

*Sono grato a tutte quelle persone che mi hanno detto di no. È grazie a loro se sono quel che sono.*
**Albert Einstein**

*Preoccupati di ciò che pensano gli altri e sarai sempre loro prigioniero.*
 **Lao Tzu**

*Il successo non è definitivo, il fallimento non è fatale: ciò che conta è il coraggio di andare avanti.*
**Winston Churchill**

*Con la gentilezza, si può scuotere il mondo.*
**Mahatma Gandhi**

*L'amore è un insegnante migliore del dovere.*
**Albert Einstein**

*Coloro che sono abbastanza folli da pensare di poter cambiare il mondo di solito lo fanno.*
**Steve Jobs**

*Non giudicare ciascun giorno in base al raccolto che hai ottenuto, ma dai semi che hai piantato.*
**Robert Louis Stevenson**

*La conquista più grande è essere te stesso in un mondo che cerca costantemente di farti essere qualcun altro.*
**Ralph Waldo Emerson**

*Sii te stesso; tutti gli altri sono già stati presi.*
**Oscar Wilde**

*Se la vita è solo un passaggio, in questo passaggio seminiamo almeno fiori.*
**Michel de Montaigne**

*Ho sempre tentato. Ho sempre fallito. Non discutere. Prova ancora. Fallisci ancora. Fallisci meglio.*
**Samuel Beckett**

*Solo chi rischia di andare troppo lontano avrà la possibilità di scoprire quanto lontano si può andare.*
**Thomas Stearns Eliot**

*La magia è credere in noi stessi. Se riusciamo a farlo, allora possiamo far accadere qualsiasi cosa.*
**Johann Wolfgang von Goethe**

*Prima ti ignorano, poi ti deridono, poi ti combattono. Poi vinci.*
**Mahatma Gandhi**

*La gentilezza è la lingua che i sordi possono ascoltare e i ciechi possono vedere.*
**Mark Twain**

*Se vuoi qualcosa che non hai mai avuto, devi fare qualcosa che non hai mai fatto.*
**Thomas Jefferson**

*La cosa più difficile è la decisione di agire, il resto è solo tenacia. Le paure sono tigri di carta. Puoi fare tutto ciò che decidi di fare. Puoi agire per cambiare e controllare la tua vita; e la procedura, il processo è la sua stessa ricompensa.*
**Amelia Earhart**

*In due parole posso riassumere tutto quello che ho imparato sulla vita: va avanti.*
**Robert Frost**

*È meglio essere odiati per ciò che si è che essere amati per ciò che non si è.*
**André Gide**

*Fate delle sciocchezze, ma fatele con entusiasmo.*
**Colette**

*Ho imparato che la gente si dimentica quello che hai detto, la gente si dimentica quello che hai fatto, ma la gente non potrà mai dimenticare come li hai fatti sentire.*
**Maya Angelou**

*Se non riesci a spiegarlo a un bambino di sei anni, non lo hai*

*capito neanche te.*
**Albert Einstein**

*Tutto ciò che puoi immaginare è reale.*
**Pablo Picasso**

*Camminare con un amico al buio è meglio che camminare da soli nella luce.*
**Helen Keller**

*Se giudichi le persone, non hai il tempo di amarle.*
**Madre Teresa di Calcutta**

*Stai lontano da chi tenta di frenare le tue ambizioni, le persone da poco lo fanno sempre, ma solo chi è veramente grande ti fa sentire che anche tu puoi diventare come lui.*
**Mark Twain**

*La cosa più grande al mondo è sapere come appartenere a se stessi.*
**Michel de Montaigne**

*Ogni momento è un nuovo inizio.*
**Thomas Stearns Eliot**

*Ci sono momenti in cui una rosa è più importante di un pezzo di pane.*
**Rainer Maria Rilke**

*La mente è come un paracadute. Funziona solo se si apre.*
**Albert Einstein**

*Amo il mio equilibrio instabile, tra saggezza e follia, serenità e rabbia, perché mi rende maledettamente vera.*
**Anna Magnani**

*Non far caso a me. Io vengo da un altro pianeta. Io ancora vedo orizzonti dove tu disegni confini.*
<u>Frida Kahlo</u>

Libri consultati (in ordine sparso):

*Food Pharmacy*, Il cibo è la migliore medicina, Lina Nertby Aurell e Mia Clase

*L'intestino felice* di Giulia Enders

*La Via della leggerezza* di Franco Berrino e Daniel lumera

*Omega 3-6-9* di Luca Fortuna

*La salute di Eva, il nesso nascosto tra alimentazione e malattie femminile* di Aida Vittoria Eltanin

*La Dieta di Eva* di Aida Vittoria Eltanin

*Natural-mente. Come fare quasi tutto in casa: dal pane al sapone, Stefania Rossini*

*Candida Cure naturali e alimentazione* di Maria Alessandra Panozzo

*La salute dell'intestino il colon* di Norman Walker

*Lezioni di yoga* di Sioux Berger

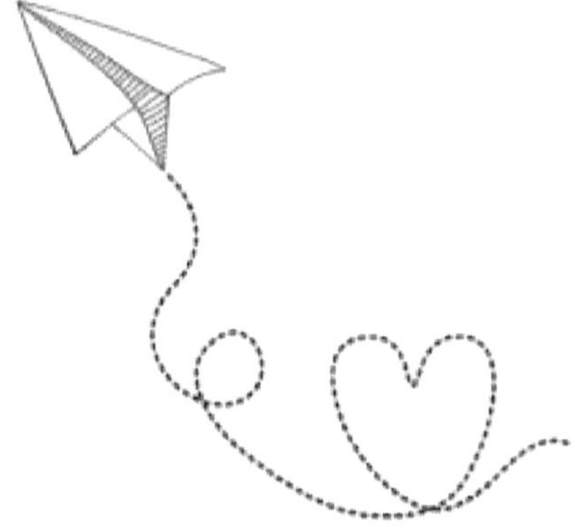

Speriamo che questo libro ti sia piaciuto.
Per favore lascia una recensione.
La tua opinione è molto importante per noi!